全く英語が話せ

JN036328

# 医療英語
# 勉強法

| 編著 |

## 山田 悠史

マウントサイナイ医科大学／ Medical English Hub（めどはぶ）代表

| 協力 |

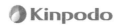 Medical English Hub（めどはぶ）

🌀 **Kinpodo**

**編著者**

山田 悠史　マウントサイナイ医科大学 老年医学科 アシスタント・プロフェッサー／ Medical English Hub（めどはぶ）代表


**著者**（五十音順）

小崎 彩　カリフォルニア大学 アーバイン校 薬学部 アシスタント・プロフェッサー

海渡 寛記　ジェイ・マックス㈱ワンナップ英会話 代表／ Medical English Hub（めどはぶ）医療英語学習プログラム プログラムディレクター

河野 裕志　メドスターメディカルセンター 低侵襲心臓外科ディレクター／ジョージタウン大学アシスタント・プロフェッサー

小松 大我　聖路加国際病院

近澤 研郎　自治医科大学附属さいたま医療センター 産婦人科 講師

豊田 圭一　㈱スパイスアップ・ジャパン 代表取締役

仁科 有加　厚生労働大臣指定法人・一般社団法人いのち支える自殺対策推進センター国際連携室長

原田 洸　マウントサイナイ・ベスイスラエル病院 内科 レジデント

松浦 有佑　マウントサイナイ医科大学病院 小児科 レジデント

ヤング 麻代　カリフォルニア在住 看護師

※所属先は 2023 年 2 月時点のものです。

# 序　文

　この本を手にとられた皆さんは、きっと英語をマスターしようという高い志を持った人が多いことでしょう。私自身も、「いざ始めよう」と思った時には高い志がありました。しかし、問題はそこからで、それを維持することがなかなかできませんでした。複数の英語教材を手にとってみたり、NHK の『ラジオ英会話』を始めてみたり……。初めは新鮮で、面白いと感じられるものの、すぐに飽きてしまい、モチベーションが下がってしまうものでした。

　英会話スクールに行ってみたこともありましたが、そこで行われる「日常」英会話は、あまりに自分の「日常」とかけ離れており、それが自分にとって有用であるという実感を持てませんでした。

　その当時を振り返ってみると、あまりに計画や戦略がなく、また勉強する目的もはっきりと見えていなかったと思います。自分に合った方法を見つけるまでに、とても時間がかかりました。

　英語学習に興味を持ち始めたのは、大学に入学した 18 歳の頃でしたが、結局自分に合った勉強法に辿り着けたのは、30 歳になってからでした。実際、それに出合ってからは、習得が早かったと思います。「たられば」を言っても仕方ありませんが、そんな出合いが 18 歳の頃にあれば、人生はもっと違うものになったのだろうかと思うこともないわけではありません。

　「学問に王道なし」は、英語学習においてもまさにその通りだと思います。「最強の勉強法」を謳う書籍も散見されますが、それは著者にとっての最強であって、あなたにとっての最強を保証するものではありません。あなたにとっての最強は、あなたにしか見つけ

られないのです。だからこそ、出合うのが難しいのだとも言えます。

　それを見つける手助けになるのは、過去に苦労して夢をつかんだ人たちの経験だと思います。同じ苦労を繰り返す必要はなく、過去の人から学べば良いのです。ただ、医療者は医療者なりの悩みやライフスタイルがあり、広く一般の話が当てはまるわけではないかもしれません。

　本書は、そんなところに手が届くものにしたいという思いで作りました。

　第1章では、医療の外側からも参画いただき、英語学習およびグローバル人材育成のプロフェッショナルから、英語学習のエビデンスや学習に求められる姿勢について解説いただきました。また、「なぜ医療者は医療英語から学ぶ方が効率的なのか？」についても解説を試みました。

　続く第2章では、日本で生まれ育った人がいかにして英語を身につけ、欧米の医療現場などで活躍するまでに至ったのかに迫ります。その過程で得られた英語学習の知見は、きっと参考になるはずです。また、医師だけではなく、看護師や薬剤師、現在進行形で渡米を夢見て頑張る医学生、日本国内で活躍する医師にも執筆をいただき、より多様なニーズに応えようとしました。

　さらに、それぞれの読者のライフステージや働き方に合った勉強法が見つかる手助けになればと、それぞれの Case に英語学習のタイムラインや1日のスケジュール、学習教材の表をつけました。

　筆者が思い思いに書いたそれぞれの Case を見比べる中で、勉強法は本当に多様なのだということに気がつかれると思います。その

一方で、「成功する人の共通項」も見出すことができるかもしれません。もしかすると、その共通項は、あなたの成功にとっても、必要なことかもしれません。そんなふうに、多様なケーススタディを学んでいくことで、「こんな方法なら自分に合いそうだ」と思われるものが見つけられるでしょう。

　本書から「私のとっておきの勉強法」を見つけ出し、自分にぴったりの勉強法を確立して、身につけられた英語とともに、国際舞台で活躍する医療者が一人でも生まれることにつながれば、望外の喜びです。

　2023 年 3 月

マウントサイナイ医科大学
Medical English Hub（めどはぶ）代表
山田　悠史

# 目　次

第1章

# 総論

## Section 1 英語学習の基本と習慣化

海渡 寛記

# 1. 最高の英語学習方法とは

　「英語は○○さえやればペラペラになる」「これ1冊でもう大丈夫」というサブタイトルのついた英語学習書や英語学習サービスは至る所に氾濫しています。私自身も英会話スクールを20年にわたって運営しておりますので、同様の表現をする同業他社をたくさん見てきました。英語は長年にわたってやってみたい習い事ランキングの上位に君臨しており、多くの日本人にとっては最も身につけたいスキルの一つであり、英語の習得は高い関心を集めていると言えます。

　本書を手にした皆さんも英語学習に高い関心をお持ちのことと思います。どういう学習方法が効果的なのか、正しい学習方法があれば知りたいと考えてご覧になっているのではないでしょうか。では、最高の英語学習方法とは一体何なのでしょうか？

　本質行動学を提唱する西條剛央先生の方法の原理[1]によると、<u>方法の有効性は目的と状況によって変わります</u>。これは原理ですので例外がありません。つまり英語学習方法の有効性も、学習者の目的と置かれた状況や現在の英語力などによって変わるということです。英語学習の目的や状況は人によって違いますから、有効な学習方法は100人いれば100通りの方法があるということになります。先述の「○○さえやればペラペラになる」「これ1冊でもう大丈夫」という文言は、ある特定の方にとっては確かにそうかもしれませんが、それ以外の方にとっては適切ではない可能性があります。

最適な英語学習の方法は人によって違ってきますから、それぞれの学習者が自身の目的と状況に照らして、より良い学習方法を見つけるしかありません。とはいえ、学習の習熟度が低いうちは自分で適した学習方法を見つけることは容易ではありません。そのため、その場合は学習の習熟度が高い人からアドバイスをもらうことが有効です。本書はそのような観点から、ネイティブスピーカーや帰国子女ではなく後天的に努力をして英語を身につけた学習の習熟者がそれぞれの学習方法を解説していますので、皆さんの目的や状況に照らして自身の英語学習に役立てていただければ幸いです。


## 2. 英語学習のモチベーション

　学習方法が重要であるのと同様に、モチベーションをいかに保つかも大変重要です。先述した通り、人々の英語学習への関心は非常に高いにもかかわらず、英語学習の意欲を保つのはなかなか難しいです。学習すれば学習しただけ右肩上がりに英語力がアップしていくのであればモチベーションは保ちやすいのですが、残念ながらそういうわけではありません。英語は学習範囲が広く深いので今日学習した内容が必ずしも明日役立つというわけではないのです。昨日数時間かけて英語を勉強したとしても、今日の会話で相手が言ってる単語の意味を知らなければ、昨日の学習成果は感じることができません。学習負荷がかかっているのに上達を実感できないと、モチベーションの維持は難しくなります。毎日運動と食事制限をしているのに体重が減らないと、ダイエットの継続が困難になるのと同じです。

　では、どのようにモチベーションを維持すれば良いのでしょうか。

# ❶簡単な学習からスタートする

　まず一つには、いきなり高いレベルの教材に取り組むのではなく、「結構簡単だな」と感じるレベルの学習からスタートするとモチベーションの維持がしやすいです。しかし、多くの人が高い目標を持って英語を始めますので、学習する内容も高レベルになりがちです。その結果、内容を理解できずに学習が嫌になってしまうことがあります。

　学習内容は、現在の英語力で7〜8割程度が分かる教材からスタートするのが良いと思います。逆に2〜3割程度しか理解できない教材はモチベーションが上がらず集中力も続きません。7〜8割分かる教材だとスムーズに進められて、集中力も持続でき、やる気も維持できます。したがって、学習内容や教材は最初、難しすぎないものを用い、自身のスキルアップとともに徐々にレベルを上げていくのが良いでしょう。7〜8割できるものが徐々に難しくなるという構造は、テレビゲームでも見られます。子供がテレビゲームにはまるのは「もうちょっとやればクリアできそう」という気持ちが出てくるからだそうです。なので、テレビゲームをする子供たちは「もうちょっと、もうちょっと……」と徐々にレベルの高いステージをクリアし続け、気づけば何時間も熱中してしまいます。この過程の中で脳がフロー状態のようになるそうです。しかし、もしそのゲームが一面から（最初から）圧倒的に難しかったら、子供はすぐにやめてしまいますし、フロー状態にもなりません。そのため、私たちが英語学習をする際は、「ちょっと簡単かな？」と思う程度のものからスタートさせます。徐々にレベルを上げれば、モチベーションの維持に繋がります。

## ❷興味関心・必要性を利用する

　第二言語習得の研究では、学習のモチベーションを保つために興味・関心のあるトピックを使って学習をすると良いと言われています。例えば、好きな海外の映画俳優のインタビュー記事や動画であれば、興味を持って読んだり聞いたりすることができます。つまり、知りたいという素直な欲求がモチベーションを駆動します。

　また仕事で使う英語のように、必要性のある英語もモチベーションの維持に役立ちます。自分の専門分野の最新情報が英語の論文で発表されていたり、最新技術の情報が英語の記事として出ていたりする場合、必要性がモチベーションを駆動します。

　一方、私たちは興味がなくて必要性もない英語を覚えるのには苦痛を感じます。自分のモチベーションを保つために、戦略的に学習内容を興味・関心や必然性に寄せていくのは非常に重要です。


# 3. 学習の習慣化

## ❶習慣化のメリット

　モチベーションの重要性をここまで説明してきましたが、実はモチベーションが必要なのは最初だけで、その後は習慣化することで学習は続けられます。習慣とは、その行動をしないと違和感が出る状態のことを言います。一般的に習慣化された行動とは、例えば歯磨きをすること、朝1杯のコーヒーを飲むこと、風呂上がりに晩酌をすること、早起きをすること、煙草を吸うこと、ジムで運動をすることなどです。習慣化すると精神的な負担がなくなるので、その行動は感情のアップダウンに影響されなくなります。子供の頃は嫌だった歯磨きはいつしか習慣化して、何とも思わなくなっていると思います。習慣化された行動（歯磨きや英語学習も）は意識的な

努力や精神的負担がなくなっていきます。

　習慣化するためにはその行動をある程度の期間、繰り返しやり続ける必要があります。英語学習も最初は面倒で「今日も英語学習をしないと……」と面倒に思うこともあるかもしれませんが、一定期間繰り返し続けていけば、意識下にある英語学習は無意識化されます。つまり朝起きて「はあ……。今日も歯磨きをするのか……」などと悩むことはないように、英語学習についても悩まなくなり、自然と学習するようになります。

Motivation is what gets you started. Habit is what keeps you going.
（やる気は君に事を始めさせる。習慣は君に事をやり続けさせる。）

　習慣化をすると精神的負担がなくなり、随分と楽になります。習慣化してしまえば、あとは時間の経過とともに勝手に英語力が徐々に上がっていきます。学習が習慣化して3年も経ったら全く違うレベルに到達していることでしょう。

　実際、私自身も仕事をしながら英語を身につけたのですが、最初は気合いで学習をスタートしました。つまり最初の頃は毎日学習を嫌がる自分と戦っていました。しかし学習が習慣化した後は、気合いは必要なく、ただいつものように日々を過ごし勉強をしていました。私の場合、移動時間は全て学習に充てるという作戦でしたので、電車に乗ったら必ず参考書を開きシャープペンシルを取り出していました。電車がどんなに混雑していても、例外なしで必ずです。ある時、新宿・品川間を山手線で移動する時、私はカバンに参考書が入っていないことに気づきました。新宿・品川間の移動時間は電車で約19分。TOEICの学習をしていた私はTOEIC PART5の問題の解答にかけられる所要時間は1問およそ30秒だということを知っ

ています。新宿・品川間の距離だと合計 38 問の PART5 の問題を解けると踏んでいた私は、参考書を忘れたことに絶望しました。「くそ！　せっかく 38 問も解けるチャンスだったのに！」と悔しさを噛み締めながら、英語学習をしない電車移動に何とも言えないもったいなさを感じていました。その時初めて、私は英語学習が習慣化されていたことを実感しました。学習ができなくて悔しがるなんて、以前の私では考えられなかったことです。習慣化すれば、誰でもそういう状態に持っていくことが可能です。

## ❷習慣化で重要なのは「毎日」と「トリガー」

　行動を習慣化するのにあたり重要なのは、毎日やることとトリガー（きっかけ）を決めることです。

　週に 3 回学習するよりも毎日学習する方が習慣化しやすいです。一見、週 3 回の方が楽のように感じますが、実は週 3 回であっても「今日は学習をするのかしないのか」という問いには毎日答えなければなりません。そして「今日は忙しいから学習は明日にしよう」という選択肢が毎日あなたの前にちらつきます。その悪魔の誘惑に常に勝率 5 割で何年も勝ち進むのは、あまり現実的ではありません。人間誰しも弱い部分がありますから、そんな辛い自分との戦いを毎日するのは得策ではないと思います。一方で、毎日やると決めた場合はもう迷う必要はありません。毎日勉強するかどうかで悩みませんので、気持ち的にはとても楽です。毎日ただ勉強すれば良いだけです。

　毎日学習をするとなった場合、もう一つ必要なのは学習のきっかけ、すなわちトリガーです。どのタイミング・条件で学習をするかまで決めておくと「今日は何時に学習しようか？」という悩みすらもなくなります。私のトリガーは電車に乗った瞬間だったことは既

に述べました。これまで私が接してきた学習者のトリガーは、例えば移動時間、昼休みの昼食後、歩いている時（リスニング）、朝食を作りながら（リスニング・シャドウイング）などです。ある行動と結びつけて英語学習をするというやり方です。その状態となったら自然と学習がスタートするイメージです。

また、スマートフォンのアラームを毎日一定した時間に設定しておき、そのアラームが鳴ったら問答無用で学習するという方法も良いトリガーになると思います。

「毎日やる」と決めて、さらに「トリガー」を設定しておけば、学習をしようかどうかと悩むことは一切なくなり、習慣化の可能性が上がり、英語学習がグッと楽になります。英語は隙間時間で学習することや、「ながら学習」をすることに向いています。最近ではアプリを使った学習も充実していますし、リスニングの学習も無料コンテンツがたくさんあります。それらをうまく活用して生活の中に英語学習を組み込むことができれば、成功の可能性が非常に高くなります。

## ❸忙しいからやらない人と忙しいけどやる人

私は企業の英語研修において、大人数の英語学習のサポートをすることがあります。定期的な英語研修を実施する中で、研修生が次回研修までの学習計画を提出してくれるのですが、その中で以下のようなコメントする方がいます。

・なかなかやる気が出なかったので、今後はやる気が出るように頑張りたいです。
・時間ができたら、ちゃんと英語学習に打ち込みたいと思います。

しかし、残念ながら先述の考え方では学習は習慣化できません。「やる気が出たら頑張ります」と言っている人の中で、実際にやる気を出した人を私は見たことがありません。そもそも、やる気とは「作業興奮」のことだと言われており、作業に取り掛かってしばらくすると徐々に調子が出てきて集中できるようになります。これがやる気の源です。つまり、やる気はやらないと出ないので、やる気が出るのを待つのは意味がありません。

　また、「時間ができたら英語学習に取り組みます」というタイプの方も非常に苦しいです。今まで英語研修を実施してきたビジネスパーソンの中で「私は暇で時間があります」と言った人は、ほとんどいません。皆さん一様に「忙しい」と言われます。新卒新入社員の皆さんでさえ「覚えることが多くて、毎日気を張って疲れるので、家に帰ったらすぐに寝てしまいます」「なかなか時間がなくて……」と言われます。時間がある・ないは、本当に時間のある・なしの問題ではありません。時間は全員に平等にありますから、実際はプライオリティの問題です。例えば英語学習よりも SNS を見る方が優先順位が高いことが「時間がない」の真相だったりすることもあります。逆に優秀な人ほど「結構時間は作れるので……」と言うことが多いので、時間のある・なしは個人の主観によるのだと思います。

　誤解を恐れずに極論すると、私が思う英語学習者は 2 種類しかいません。

・忙しいから勉強できない人
・忙しいけど勉強する人

　20 年間英会話スクールを運営してきて、ほとんどの方がこのどちらかに当てはまります。逆に「時間があり余っているから英語学習をして英語がペラペラになりました」という話を私は聞いたこと

がありません。

　本書を手にとった医療者の皆さんも忙しい方ばかりだと思いますが、忙しいからと言って英語が身につけられないわけではありません。『めどはぶ（Medical English Hub）』でご一緒している医療者の皆さんは全員忙しい中で英語を身につけています。そこにはそれぞれの環境の中での工夫や戦略があって、どうにかこうにかセルフマネジメントをして英語を習得しています。

　ぜひ、本書に出てくる学習の先輩の話を参考に、皆さんなりの英語学習方法を構築していただければ幸いです。

【参考文献】
1) 西條剛央. チームの力―構造構成主義による"新"組織論. ちくま書房, 2015 年.

# Section 2 英語学習の姿勢や心持ち

豊田　圭一

Everybody speaks bad English.
（みんな、下手な英語を喋っている。）

　これは、30年近くグローバル人材育成事業に携わっている私がよく使っている言葉です。

　英語が下手ということにコンプレックスを抱いたり、そのせいで自信がないから世界で働くことなんてできないと言ったりする日本人に多く会ってきました。しかし一方で、世界に出てみたら誰もが下手な英語を駆使しながら、コミュニケーションをとっているということを知りました。

　「下手な」と言ったら誤解を与えてしまうかもしれませんので、言い方を変えるとしたら「個性的な」となるでしょうか。誰もが多種多様で個性的な英語を話している、それが世界です。

　留学コンサルティングの事業を長く続け、そして今は法人向けに海外研修の事業を行っている私ですが、「私は英語が得意ではないから、グローバルな環境で仕事ができないと思う。成果が出せないと思う」と言う方に会うたびに、違和感を抱いています。

　英語ができないから仕事ができない？　本当にそうなのでしょうか？　そうではないでしょう。

# 1.「英語ができる＝仕事ができる」ではない

　発想を少し変えてみたいと思いますが、日本語で書かれた本書を読んでいるあなたは日本語がペラペラですよね。では、あなたは仕事ができる人ですか？

　「バカにするな！」と思われるもしれませんが、例えば、専門外の仕事でレベルの高い仕事ができますか？

　日本での、そして日本語を使っての仕事だとしても、自分の専門外の仕事で成果を出すことは、かなり難しいのではないでしょうか。

　もうお分かりだと思いますが、私たちが仕事で高い成果を上げることができるのは、決して日本語がペラペラだからではありません。私たちにはそれぞれ専門性があるからです。日本語は仕事仲間やお客様とコミュニケーションをとるためのツールであり、仕事で成果を上げるための専門性は別のところにあるはずです。

　もちろん、そうは言っても、日本語の通じないグローバルな環境で仕事をするとなった時に、英語力のなさが大きなハードルになると感じる気持ちも分かります。相手の言っていることが理解できない辛さ、そして、こちらの言いたいことが伝えられないもどかしさ……、私自身も何度も経験してきました。

　でも、英語が流暢に喋れたとしても、仕事ができない人はそれ以前の問題でしょう。

　むしろ、あなたが唯一無二の何かの専門家であれば、仮に英語ができなくても、翻訳ソフトや通訳アプリなどのテクノロジーを活用してコミュニケーションが取れる時代です。そして、相手は英語ができる・できないに関係なく、専門家としてのあなたのスキルや知識を求めてきます。

　ところが、英語がペラペラに喋れたとしても、専門性が全くない、

仕事ができない人に誰が仕事を頼むというのでしょうか？

どこの国においても、そしてどんな業種・職種においても、求められるものは専門性です。決して英語力ではありません。

そして、実際、世界中を飛び回って仕事をしてきた私の経験では、皆、本当に個性的な英語を話しています。まさに、"Everybody speaks bad English." なのですが、話している彼らは自分の英語を "Bad English" とは思っていませんし、英語の違いに関しても「それが何か？」と思っています。

私はインドで6年間英語学校を経営していた経験がありますが、インドと言えば、訛りの強いインド英語が有名です。聞いたことがあるでしょうか？

今でこそ慣れましたが、最初の頃、あるインド人と打ち合わせをした時、私はペラペラ話す相手が何を言っているのか全く分からず、そもそも英語を喋っていないと思ってしまい、「Do you speak English?」と聞いたのです。そうしたら、返ってきた言葉は……「I'm speaking.」。

「えっ、今、喋っていたのは英語だったの？？？」

衝撃を受けました。一瞬、英語っぽい気もしましたが、全く何も聞き取ることができず、てっきり現地の言葉か何かだと思ったのに、それが英語だったなんて……。

でも、何でも慣れるものですね。その後、仕事をする中で、私はインド英語にもだいぶん慣れてきました。そして、その頃、インドに仕事でやってきたばかりのカナダ人の女性と話した時、彼女が涙ながらに「彼らの英語が全然聞き取れないし、彼らも私の英語を理解してくれない。私、ネイティブなのに……」と話すのを聞いてちょっとおかしくなってしまいました。

涙ながらに話す本人を前におかしくなるなんて失礼なのですが、そう言えば、留学コンサルティング事業をしていた時、留学希望者に対して、「カナダの英語は綺麗ですからお勧めですよ」なんて話していたことを思い出したのです。

　一つ言えることは、言語は生き物であるということ。インドではインド英語、オーストラリアではオージー・イングリッシュ、シンガポールではシングリッシュなどと言われるように、同じ英語でも場所によって違いがあります。そして、言葉は時代とともに変化します（日本語だってそうですよね）。

　だから、どこの英語が綺麗だとか、どこの英語が正統だとか、そんなことは関係ありません。もちろん、人それぞれアメリカ英語が好きとか、イギリス英語が好きという「好み」はありますが、英語は英語。あくまでコミュニケーションのツールであって、仕事ができるということとは全く関係ありません。

　だから、私たちは個性あるジャパニーズ・イングリッシュで堂々と話せばいいじゃないですか。


# 2. 英語は簡単な言語だから世界に広がった

　個人的な感覚値ですが、この数十年間だけを見ても、グローバルな環境で仕事をする上での共通言語は、ますます英語になってきたと実感しています。

　なぜ「英語」だったのでしょうか？

　私自身は、ここまで英語が世界に広がった大きな理由の一つは英語が簡単な言語だったからだと思っています。

英語が簡単？？？

今や、小学校でも英語教育があり、中学、高校、大学でも勉強して、未だに話せないのに……と思う方もおられるかもしれませんが、他の主要言語と比べると、おそらく英語は簡単です。

まず文法が簡単！

英語教育の専門家からは怒られてしまうかもしれません。また細かく言えば、もちろん覚えるべき文法はたくさんあるかもしれません。しかし、ベースにあるのは「主語」と「動詞」の組み合わせだけなのです。しかも、フランス語やスペイン語のように主語に合わせて動詞が変化することもありません。つまり「主語＋動詞」さえ押さえたら、あとは適当に繋げるだけで通じるのが英語だと思っています。

そして、未来形には will や be going to を付ければいいだけ、また、過去形は動詞の後ろに ed を付けるだけです。一部、不規則動詞という覚えなければいけない形はありますが、もしそれが分からなくなったら、動詞の前に did を付けちゃいましょう。文法的に正しい、正しくないではなく、間違いなく通じます（なお、主語に合わせて動詞が変化する言語では、そういうわけにいきません）。

そして、英語は発音も簡単！

よく言われるのは、「日本人は R の発音が苦手！」ということ。確かにそれはそうかもしれませんが、私が思うには、フランス語の R の方がよっぽど難しく、そして、中国語やベトナム語の声調の多さと母音の多さに比べたら、英語のなんと簡単なことか。

細かいところを指摘し始めたら、どんどんハードルは高くなってきます。そもそも私自身、英語教育の専門家に「その発音、ちょっと違うんだよね」と言われたこともありますが、だから、どうだと言うのでしょうか？　1回で伝わらなければ、何度か言い直すも良し、あるいは言葉で通じなければ最後は書いてもいいかなと思っています。

　なんと言っても、インド英語の発音とカナダ英語の発音が全然違うにもかかわらず、彼らは普通にコミュニケーションを取っています。そして、どちらの人も、相手の英語が正しいとか正しくないとか、そんなこと言いません。大切なことは、それぞれが自分なりの英語を駆使しながら、相手とコミュニケーションを取っているということで、まさに "Everybody speaks bad English." でいいのです。

　これから英語を学ぼうとする方には、「英語は簡単な言語」で、しかも「みんな個性的な英語を話している」という2点をぜひ知っておいていただきたいと思います。

# 3. I speak. You understand.

　私たち日本人にとって、英語は日本語とは構造が全く異なる第二言語ですから、完璧を目指そうと思わないことです。

　もちろん、勉強するからには「完璧を目指したい！」「ネイティブ・スピーカーのようにカッコよく喋りたい！」という方もいるでしょう。その感覚は人によって異なります。

　でも、誰もがそうである必要はありません。それよりも「英語がうまく話せないから恥ずかしい」「英語ができないからグローバルな環境で活躍できない」などと思ってしまい、世界に飛び出せない方がよほどもったいないと思っています。ジャパニーズ・イングリッシュで堂々と世界と対峙し、尊敬を勝ち取っている方もたくさんい

るのに……。

　こちらに伝えるべき内容があれば、相手は一生懸命理解しようとしてくれます。だから、磨くべきは専門性であって、あとはそれをなんとか伝えたいと一生懸命話すことに尽きると思います。

　私自身、もっとうまく話せるようになりたいとずっと思ってきましたが、海外で仕事をしていると「うまく……」なんて考えている暇もなく、下手だろうがなんだろうが、伝えなければいけないことがあり、だんだん自分の英語が文法も発音もめちゃくちゃになってくるのを感じながら話した経験はいくらでもあります。
　ただ、そんな時でも、相手からバカにされたり、「この人、何を言っているの？」と変な目で見られていると感じたりしたことはありませんでした。それは、私が話すべき内容を持っていたということと、一生懸命伝えようとしている姿勢が、彼らに伝わっていたからだと思います。
　その時から思ったのは、自分の英語が下手なのは事実なんだから、下手だと思われてもいいということ。そして、相手はネイティブ・スピーカー、もしくは自分より英語がうまい人なんだから、私の話す英語を理解するのは相手に委ねようということです。

　I speak. You understand.
　（私は私なりに喋るから、あなたが理解して！）

　恥ずかしいとか自信がないとか言うのは、自分の心の問題です。「こうありたい」という理想の自分と実際の自分とのギャップが大きいから、そういう気持ちになるのです。
　だから、ありのままの自分を素直に認めること。まず、自分がそれを認めなければ、それを曝け出すことなんてできません。

そんなことを書きながら、これは過去の自分でもあります。私は自尊心が高かったので、できない自分を曝け出すことが本当に嫌でした。でも、今考えると、それは「ちゃちなプライド」と言い換えた方がいいものだったと思っています。なぜなら、相手はなんとも思っていないのに、恥ずかしいと思っていたのは自分だけなのですから。

　カッコ良いのは仕事で成果を出すことです。いくらカッコ良く喋れても、仕事で成果を出せなければカッコ良くないでしょう。そう考えた時、プライドを持つべきは仕事の成果に対してであり、コミュニケーションツールとしての英語にではないはずです。


# 4. 最善を尽くす

　英語の勉強においてだけでなく、仕事においても、あるいは何をするにも、時間やお金、才能、センスの制約など、自分（たち）のリソースにはなんらかの制約があります。

　だから、「時間がない」や「お金がない」と言い訳をすることでき、「時間があれば、もっと勉強できるのに……」や「お金があったら、さっさと留学をして英語を身につけられるのに……」という言葉になるでしょう。そして、言い訳をし続けながら行動を起こさず、いつまでも制約のせいにするのです。

　でも、それらの制約はいつになったら解消できるのでしょうか？おそらく、すべての制約が解消されるなんてことは、なかなかないでしょう。

　ここで言いたいのは、どうしようもないことにくよくよしないということ、そして、どんな状況であっても、今自分ができる最善を尽くすということです。最善を尽くした上で、結果的にできないことは仕方がない。でも、とにかくその時その時の最善を尽くそうと。

何もしなければ何も起こりません。まずは自分自身ができるところから小さな一歩を踏み出しましょう。

Nothing ventured, nothing gained.
（挑戦しなければ、何も得られない。）

# 医療英語は近道、
# 日常英会話は遠回り？

山田　悠史

## 1．医療英語学習から始めた方が良い

　筆者の私は、日本生まれ、日本育ち。海外留学経験もなく、英語学習を始めた時には、むしろ英語にアレルギーがあるぐらいでした。そんな私が英語学習の習慣化に成功し、英語を身につけることができたのは、勉強を医療英語から始めたからにほかなりません。

　あなたが英語学習を始めようと思い、英会話スクールの宣伝などを見始めていたとしたら、ある「パターン」に気がついていたかもしれません。

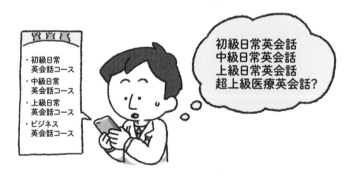

　英会話スクールは多くの場合、「日常英会話」の学習から始まって、日常英会話が十分にできるようになってから「ビジネス英会話」に入る構成になっています。

これを見た医療者の頭の中ではきっと、次のように翻訳されているでしょう。

「日常英会話があって、その後医療英会話。」

　このような階段構造が、勝手に頭の中に自分の先入観としてできあがってしまっているかもしれません。

　しかし、実際はどうでしょうか。現在、アメリカの医療現場で英語を使って仕事をしている私自身が感じ、アメリカにいる多くの日本人医師が口を揃えて言うことは、「医療英会話の方が簡単」と言う事実です。
　そこにはいくつかの理由が考えられます（表1）。ここからは、「医療英会話の方が簡単」な理由を順に追って見ていきましょう。

表1　日常英会話と医療英会話の違い

| | 医療英会話 | 日常英会話 |
|---|---|---|
| 知識・語彙力 | 豊富なことが多い | トピックによってまちまち |
| 話題の広さ | 狭い | 広い |
| シチュエーション | 理解しやすい | トピックによってまちまち |
| 文法 | シンプルな文法が好まれる | 壊れていることも多い |
| モチベーション | 高い | トピックによる |

## ❶仕事を通じての背景知識があり、語彙力もある

　もしかすると、日常英会話の方が語彙は簡単で、医療英会話の方が小難しいイメージがあるかもしれません。しかし、実際には逆のことが多いのです。医療用語は、もちろん日本では、基本的に日本語で学びますが、学生時代や仕事を始めてから、自然と医療用語の

英単語に触れてきているのではないでしょうか。例えば"肝臓"や"腎臓"は英語で何と言うかと聞かれて、"liver"や"kidney"と簡単に思い浮かべられる人の方が多いと思います。

一方、日常英会話はどうでしょうか。もちろん自分の趣味の世界であれば、語彙力が高いものもあるかもしれません。

しかし、例えばこんな言葉はどうでしょう。

<u>ほうれん草</u>
<u>ネギ</u>
<u>大根</u>

簡単に英語に訳せましたか？　日本語では、これらの言葉は一般的に、肝臓や腎臓という言葉よりも馴染みがあり、理解することは簡単だと考えられます。しかし、医療者の皆さんは、英語に訳すとなれば、こちらの方が難しいと感じた人の方が多いのではないでしょうか。

正解は、

<u>ほうれん草 → spinach</u>
<u>ネギ　→ green onion</u>
<u>大根　→ white radish</u>
<u>（Japanese radish、そのままdaikonとされている場合もあります）</u>

です。

また、背景知識があるのも英語学習には有利です。仮に「肝臓」の英単語を知らなかったとしても、肝臓自体がどんな役割をしている臓器なのかをしっかりと理解できていることは、語彙を増やしていく上で大きな助けになります。

例えば、アメリカではアメリカンフットボール（アメフト）は人気の高いスポーツですが、アメフトのルールに関する英単語を知っていても、アメフトの背景知識がなければ理解に苦しみます。そのため、まず私たち日本人は、ルールの意味を日本語で理解するところから始めなければなりません。このように、言葉だけ知っていても本当に理解するまでに、かえって時間がかかってしまいますが、背景知識があれば、学習の大きな助けになるのです。

## ❷ 話題が狭い

　医療英会話では「話題の狭さ」も助けになるでしょう。例えば、自分の専門領域の話をする場合、専門が消化器内科であれば、基本的には消化器の言葉だけ覚えておけば、だいたい話をするのに事足ります。

　一方、日常英会話の場合、私自身、今でも苦戦することがあります。ある時は Netflix の流行りのドラマの話題になったり、またある時は人気の歌手の話になったり、そして突然、アメフトの話題になったり……。日常英会話では、そもそもアメリカの文化を理解し、それとともに育たないと知らないことも多いでしょう。そもそも、日本語で聞いてもついていけない内容なのかもしれません。そのため、アメリカに来てから何年経っても、何を言っているかさっぱり分からないということもしばしばです。日常英会話は、話題も広く、そして次から次へと話題は変わっていきますので、かなり難しいと感じられるのではないかと思います。教科書で学ぶような「How are you?」が使えたからと言って、「日常英会話」ができるとはとても言えません。

# ❸シチュエーションの情報が助けとなる

　医療英会話の場合、シチュエーションが助けてくれることも数多くあります。例えば、看護師さんが採血をしていて、こんなことを言ってくることがあります。

This patient is a hard stick.

　初めて聞いた時は全く知らない表現でしたが、それでも採血の途中で言ってくるので、「採血に関係することなんだろう」と予想ができました。また、その看護師さんがまだ血液を採取できていないこと、"hard"が「難しい」という意味であることから、なんとなく「採血が難しい」と言っていると想像ができるかもしれません。

　実際、この表現は「この患者さんは採血が難しい」ということを意味する表現です。"Stick"は「針を刺すこと」を意味しているのですね。それが分からなくても、なんとなくシチュエーションが助けてくれて理解ができたりするのです。

　すると、どうでしょう。次に同じシチュエーションで同じことを言われた時には、音を正確には聞き取れなくても、「ああ、採血が難しいと言っているんだな」と分かるようになり、「I can do it for you.」なんてスマートに返事ができてしまったりします。

　よく考えてみれば、人と人とのコミュニケーションは、聴覚だけでなく、視覚など別の感覚も活用しています。そしてそれは、日常英会話の何倍も、実は医療英会話でこそ上手に活用できていることに気がつきます。ですから、やはり医療英会話の方が理解しやすかったりするのです。

# ❹シンプルな文法が使われる

　医療現場での会話では、文法はシンプルなものが選ばれる傾向にあります。なぜなら医療現場では、言葉が正確に伝わらなければならず、患者さんの教養レベルや年齢、育ちも様々ですから、できるだけ平易な言葉、文法が選ばれがちなのです。

　一方、日常会話では、文法が崩れることも稀ではありません。そのため、参考書では理解できていたことが、全く聞き取れなくなることもあります。私は渡米してきた当初、スーパーで聞かれる「Plastic bag?」すら聞き取ることができませんでした。「そんなに簡単な言葉を!?」と思われるかもしれませんが、実際頭の中では、「Would you like a plastic bag?」と聞かれると想定しているので、突然「Plastic bag?」とだけ聞かれても、予想に反した音が飛び込んできて、よく分からなかったのです。

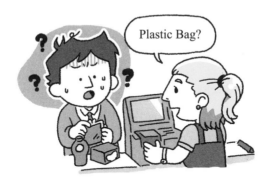

　医療現場では、なるべく丁寧な文法で、かつ平易な言葉が用いられます。また学会などでも省略せず、きちんと説明することが求められます。そのため、リスニングをする上で予想に反する頻度も少なくなりますし、中学や高校で習った基本的な文法を使えば、医療英語ならネイティブと同様に話せるようになるのです。

## ❺モチベーションが上がりやすい

　モチベーションもおそらく違いが出るでしょう。日常英会話コースで、あいさつの仕方や質問の仕方を 10 通り学んでも、残念ながらその 10 通りを試す機会はなかなか訪れません。そもそも 2 〜 3 通り覚えていれば、生活に困ることはなくなります。それでは、なかなかモチベーションも上がらないかもしれません。

　一方、医療者にとって医療英会話は、日常生活の多くの時間に密接に関わるものです。例えば、医療英語が使えるようになるだけで、医療論文を読んでくれる英語の Podcast が聞けるようになったり、論文がすらすら読めるようになったりして、インプットの多彩さが一気に広がります。そして、それが日本での仕事にも直結することになるでしょう。さらに、国外の医療者とコミュニケーションが取れるようになれば、それだけ仕事の幅も広がっていきます。そう考えると、モチベーションも維持しやすいのではないでしょうか。

　このように、医療英会話から勉強を始めた方が何かと有利な点が多いのです。そして、Section1 で「習慣化」ができると強いという話（→ P.5）が出てきたと思いますが、英語学習は、いかに習慣化まで結びつけられるかが鍵になります。そのため、関心も低く、モチベーションも上がりにくい日常英会話から始めるより、実は敷居の低い医療英会話から学習を始めた方が軌道に乗りやすく、最終的に習慣化にも結びつきやすいことが多いのです。逆に、日常英会話の学習は、英語学習が習慣化してから始めても遅くありませんし、むしろ医療英会話で使用しているフレーズの応用で日常英会話が乗り切れることに気がつくでしょう。そして、日常英会話も少しずつ問題がなくなっていきます。

# 2. 医療英語の学習に王道なし、自分に合った方法を見つけよう

　では、実際にどのように医療英語の学習を始めれば良いのでしょうか。これはまさに「学問に王道なし」だと思います。よく「○○流最強の英語学習法」などという書籍が出版されているのを目にしますが、そもそもそれがあなたにとっての「最強」なのかは分かりません。嗜好も時間の使い方もレベルも異なるからです。その個々人に共通した最強の学習方法というのは、残念ながら存在しません。

　そのため、自分に合った方法を早く見つけるのが肝要です。では、自分に合った方法とはどのような方法なのでしょうか。Section1・2と重複しますが、それは、①自分が好きになれる快適な方法、②自分の時間の使い方に合った方法、だと考えます。

## ❶自分が好きになれる快適な方法

　「先に医療英語から始めた方が良い」と言っておきながら、いきなりそれを覆すような話をしますが、もしあなたが「私は○○という歌手の音楽が大好きだ」という場合、もしかすると、その歌手の歌詞を覚えて、聞き取る練習から入った方が良いのかもしれません。なぜなら、それはあなたにとって快適な方法で、関心の高いものだからです。その上、その歌詞の表現が意外にも日常生活に応用できるかもしれません。

## ❷自分の時間の使い方に合った方法

　「なかなか自宅では時間が作れないけれど、電車の中では時間がありそうだ」という人にとっては、音で聞く「ながら勉強」が良いかもしれません。幸い、英語を音で学習するツールは世の中に溢れています。Podcast もありますし、NHK の『ラジオ英会話』といった番組もあります。

このようにツールはたくさんあるので、慌てず、まずは自分が続けられそうな快適な方法を探してみましょう。

＊＊＊

　本書では、自分に合った方法が見つかる手助けができるように、ここから実際に帰国子女ではなかった人たちが、どのように英語学習を習慣化し、留学や自己実現に結びつけていったのかを紹介していきます。それらの方法を見比べながら、自分にも「これだったらできそうだ」というものを探してみてください。10人いれば10通りの勉強法があるのが分かると思います。また、もしかすると共通点も見えてくるかもしれません。それらを参考にしつつ、自分なりの「最強の勉強法」を作り上げてみてください。それができあがった時にはもう、毎日歯磨きをするように、自然と英語を日々学習し、英語が自然と上達する人になっていることと思います。

## Column ▷ 英語の資格試験について

　一般的な英語の資格試験としては、TOEIC、TOEFL、IELTS、英検などがあります。医療者や医療系学生が英語の資格試験を受けるメリットとして、以下の3つが挙げられます。

### 1．留学する際の資格として必要

　短期間の留学、臨床実習、大学院進学など様々な場面で、英語の能力を保証する指標として資格試験が使われます。アメリカではTOEFL、イギリスやオーストラリア、ニュージーランド、カナダなど他の英語圏の国ではIELTSが主に使われるため、将来働きたい国や留学した国が決まっていれば、それに合わせてTOEFLやIELTSを受験するのが良いでしょう。なお、英検は日本独自の評価システムであり、この点には向きません。TOEICは、実は受験者の7割近くが日本人や韓国人と言われており、海外に向けて英語能力を証明する試験としては向いていません。

### 2．自分の英語力を客観的に評価できる

　英語の勉強を一生懸命やっていても、成長は実感しにくいものです。勉強を始める前に資格試験を受けておくと、現在自分がどういうレベルなのか、どういう勉強が必要なのかを理解できます。また、半年・1年経った時点で、再びその試験を受けることで成長を客観的に評価することができます。

### 3．勉強のモチベーションの維持

　日本の医療現場で働いていると、英語を必要とする場面は少ないため、英語学習のモチベーションを維持するのは難しいと思います。そこで3か月や半年に1回、TOEFLなどの資格試験を受けるように予定を立てておくことで、自らを追い込み勉強のモチベーショ

ンを保つことができます。

　アメリカへの留学を希望するのであれば、中でも TOEFL を受けておくのが良いでしょう。TOEFL には「iBT」と「iTP」の 2 種類のテストがあり、留学のためには iBT を受けましょう。TOEFL iBT はリスニング・リーディング・ライティング・スピーキングの 4 つの技能を測るテストで、点数は各 30 点で合計 120 点満点です。大雑把な目安として、アメリカに学生として留学するのには 80 点、医師として働くのには 100 点が必要と言われています。学生時代に勉強した経験から、リスニングやリーディングは得意でもライティングやスピーキングは苦手な医療者は多いと思います。ただ、TOEFL のテストには、書き方・話し方の「型」があるので、それさえ身につけてしまえば、日常英会話ができなくても、ある程度の高得点をとることができます。なお、TOEFL の受験予約は 1 〜 2 か月先まで埋まっていることもあるので、留学を考えている方はそれを見越して早めに受験スケジュールを立てておきましょう。

（原田　洸）

# 第2章

# 私の医療英語勉強法

# Case 1 アプリやオンラインツールを駆使する

原田 洸
【マウントサイナイ・ベスイスラエル病院 内科】

## 1. 私の英語学習歴

**ここがポイント**

✔ とりあえず「やる」と決める。
✔ お金を払う、応募する、人とのアポイントメントをとることで、あとに引けなくする。
✔ あとは頑張る。

### 英語学習タイムライン

| | |
|---|---|
| 大学 3 年 | 初めての海外留学。自分の英語力に絶望する。 |
| 大学 4 年 | 医学英語の勉強を始め、オンライン英会話を習慣化させる。 |
| 大学 6 年 | 3 回の短期臨床留学。USMLE Step1 と Step2CK を受験。少しずつ英語に自信がつきはじめる。 |
| 卒後 2 年目 | 本場アメリカで、模擬患者を相手に英語で問診。 |
| 卒後 5 年目 | 留学への最終関門、英語での面接。 |

　私は大学 3 年の時にイタリアに 3 か月間の短期留学をしました。それまで人生で海外旅行すらしたことがありませんでしたが、興味本位で留学を決意しました。地元の岡山から出たことがなかった私にとって、言語も文化も全く異なる土地で過ごす 3 か月間はカルチャーショックの連続でした。また、世界各国から集まる留学生に出会うのは非常に刺激的な経験で、英語が世界の共通言語であり必要不可欠であることを認識し、それとともに自分の英語力の低さに絶望しました。一方、ネガティブな気持ち以上に「世界には自分の

知らない面白い人たちがいっぱいいる」というワクワクした気持ちになりました。また「世界の医学生はちゃんと勉強している」ということを知って、本気で医学や英語の勉強に取り組み始める機会になりました。

　留学から帰った後もオンライン英会話を続け、英語力を伸ばしていきました。また、この頃からアメリカでの臨床留学に興味を持ち始め、USMLE（アメリカ医師国家試験）の勉強も開始しました。最初は、特に医学英語を覚えるのに苦労しましたが、日頃の授業のノートをとる時に、医学用語はなるべく英単語で書くなど、無理のない方法で英語に慣れるようにしていきました。

　医学部の高学年になると臨床実習、部活、アルバイトなどで想像以上に忙しくなり、英語の勉強やUSMLEの勉強を続けるモチベーションを保つのは容易ではありませんでした。一時的にやる気になって勉強を始めても、3日坊主で終わるということを繰り返し、数々の失敗を経験しました。その経験を踏まえて、私がとった作戦は、①とりあえず「やる」と決める、②お金を払う・応募することであとに引けなくする、③あとは頑張る、というものです。例えば、USMLEやTOEFLなどの資格試験はまずお金を払って試験日を決める、短期留学や奨学金のプログラムはとりあえず応募する、といった具合です。こうすることでそれぞれの期限とゴールが設定されるので、忙しい中でも自ずと頑張らざるを得ない状況に自分を追い込みました。結果、幸運にも5・6年生の間に3回の短期間の海外臨床実習の機会を得ることができ、USMLEのStep1、Step2CKの試験にも合格することができました。

　研修医になってから、USMLEのStep2CSの受験をすることを決意しました。Step2CSはそれまでの座学のテストと違い、実際にアメリカで模擬患者を問診・診察し、カルテを書くという、英語でのコミュニケーションにハードルがある日本人にとって、最も難

関とされるテストです〔現在は廃止となり、Occupational English Test（OET）という試験に置き換わっています〕。毎日朝から晩まで仕事がある中でこの準備をするのはハードでしたが、ここでも工夫をしました。大学に留学に来ているアメリカ人の学生にお願いし、毎週末カフェで会う約束をして模擬患者役をやってもらいました。毎週会う約束があるので自ずとそれに向けて勉強するようになり、多忙な中でも工夫して時間を作り出すようになりました。約半年間そういった生活を続け、コツコツと勉強を積み重ね、結果、無事にStep2CS を合格することができました。

　卒後5年目になり、アメリカでの臨床留学のマッチングに応募しようと決意しました。ここで、臨床留学をする上で最後の難関と言われる、英語での面接の準備をすることになります。この面接は、マッチングで最も重要な要素の一つです。自然で、かつ文法ミスのない英語表現でスムーズに答えられるように、想定質問を100個ほど用意し、それに対する回答を準備して暗記するという、途轍もなく大変な作業をする必要がありました。この時にも、面接対策に協力してくださる先生に、「この日に模擬面接をお願いしたい」という約束を事前に取りつけておくことで、それを中間目標にして準備を進めるようにしました。これによって期限内になんとか準備を整え、臨床留学の最後の難関をクリアすることができ、臨床留学の機会を得ることができました。

# 2. 私の英語学習時間

**ここがポイント**

✓ 歯を磨くようにオンライン英会話を習慣化する。
✓ 移動時間に Podcast を聞く。
✓ 隙間時間にアプリを活用する。

医学生も医師も、部活、アルバイト、仕事などで忙しく、英語の

時間を確保するのが難しいという点は共通していると思います。私はこれまでいろいろな方法の英語学習を試し、数多く挫折してきました。挫折する主な理由は「始めたが3日坊主になる」「ある程度続いたが仕事が忙しくなった時に途切れてしまう」といった点でした。逆に続いた勉強法は「習慣化できたもの」です。例えば、私は夜23時から30分間のオンライン英会話を行い、その後、アプリやYouTubeで英語の発音を30分間する、というのを習慣化しました。最初の数週間は苦痛でしたが、一旦慣れてしまうと、「歯磨きをせずに寝るのが気持ち悪い」というのと同じように「英語の勉強をせずに寝るのが気持ち悪い」という状態になり、苦労せずに続けられるようになりました。

　また、医師の仕事は多忙ですが、隙間時間は意外と多いものです。例えば、通勤中の30分間、PodcastやYouTubeのバックグラウンド再生などを活用すれば、英語のリスニングを鍛える絶好の機会になります。また、患者のMRI撮影を待っている時間、外来で次の患者を待っている時間など、ボーっとしたりSNSを見たりするような隙間時間は意外に多くあります。本を見るほどの時間はないですが、後述するようにアプリをうまく利用すれば隙間時間を有効活用し勉強時間を確保できます。

## 平均的な1日のスケジュールと英語学習内容

| 時間 | スケジュール | 学習内容 |
|---|---|---|
| 7:00〜7:30 | 通勤（病院へ） | Podcastでリスニング。 |
| 7:30〜18:00 | 病院での勤務 | 隙間時間にアプリ「mikan」や「Real英会話」で単語やフレーズの暗記。 |
| 21:00〜23:00 | 論文の執筆 | ツール「Grammarly」や「Quill Bot」を使い論文の執筆。 |
| 23:00〜23:30 | 寝る前 | オンライン英会話でスピーキング。 |
| 23:30〜24:00 | 寝る前 | アプリ「ELSA speak」とYouTubeで発音練習。 |

# 3．私の英語学習教材

**ここがポイント**

✅ 医師に向いているオンライン英会話。
✅ アプリや YouTube、Podcast を場面に応じて使い分ける。
✅ 便利なオンラインツールでライティングの質を高める。

　オンライン英会話は、海外留学よりも手軽に、効率的に英語力を向上させられる方法だと思います。留学をしていても、現地のネイティブスピーカーと 30 分間話をする時間を確保するのは意外と難しいものです。オンライン英会話は英会話スクールと違って、フレキシブルに時間を変更でき、オンラインでいつでもどこからでも参加できるのが、多忙な医療者にとってはありがたいポイントです。オンライン英会話の業者はいろいろとありますが、私は「DMM 英会話」を利用していました。どこの業者にするか特にこだわりがなければ、比較的月会費の安い大手の会社を選ぶのが良いと思います。

　英語の発音に関して、英語は世界中の人が使うコミュニケーションの手段であり、英語になまりやアクセントがあるのは当然のこととして認識されています。そのため日本人特有のなまりやアクセントがあっても大きな問題にはならないことが多いです。しかし、「rとl」「b と v」などを含む一部の単語では、発音が違うと全く異なる意味になる場合が多々あります。このため、コミュニケーションが成り立たずに面食らう場面を、私も幾度となく経験してきました。対策として有効なのが、英語発音矯正アプリの「ELSA speak」です。このアプリでは AI が自分の発音を聞き分け、どこが合っていてどこが間違っているかを一音ずつ指摘してくれます。そのフィードバックを受けて自己学習を積み重ねていくという画期的な仕組みとなっています。それでも、どう発音したら良いか分からないという時には、私は YouTube を活用しました。いわゆる「英語系Youtuber」の人たちが発音の違いを丁寧に説明する動画がたくさ

んあるので、それらを参考にしながら何度も何度も練習をしました。

　英語のリスニングの強化には、いわゆる「ネットラジオ」として有名な Podcast が役立ちます。医療英語の学習に有用なものも数多くあります。臨床留学や海外での臨床実習を目指す方にお勧めなのが、「The Clinical Problem Solvers」というチャンネルです。研修医や医学生が症例プレゼンを行い、他の研修医や医学生がディスカッションに参加するという形式の Podcast です。実際にアメリカの回診で行っているプレゼンやディスカッションに形式が近く、洗練された指導医が司会をしていることもあって、臨床推論の勉強にもなります。

　隙間時間に英語学習をするのにお勧めなのは、単語やフレーズの学習です。英単語暗記アプリ「mikan」は、アプリ内で英単語帳が購入できるアプリです。TOEFL などの資格試験に向けて英単語を覚えたい時などにお勧めです。また「Real 英会話」というアプリは、ネイティブがよく使う日常会話のフレーズが 3,000 以上も載っており、オンライン英会話や留学で使えるようなフレーズを効率よく勉強できます。

　最後に医療者にとって、英語で国際学会の発表をしたり、英語で論文を書いたりするのは、誰しも避けては通れない道だと思います。英語に対して苦手意識があると、いざ論文を書こうと思っても全く執筆が進まないということがよくあると思います。そこで「Grammarly」というツールは、自分が書いた英文にスペルや冠詞、時制間違いなどの文法ミスを自動で指摘してくれます（図1）。Word や Google chrome などに追加しておくと、自分が書いた文章を自動で修正してくれるので、論文執筆の手助けになるのはもちろん、自分が書いた英文へのフィードバックになり、英語学習に役立ちます。

# Grammarly

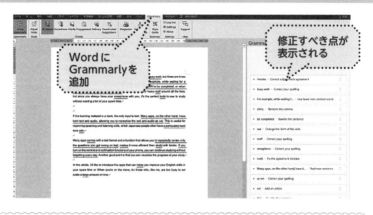

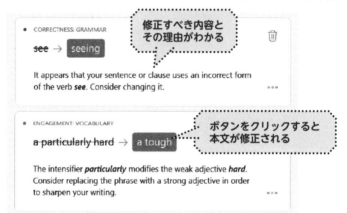

**図1 ツール「Grammarly」の活用法**

　また、英文の書き換えを AI が提案してくれる「Quill Bot」とい
うサイトも有用です。「英語で論文を書くと同じような文章の連続
で単調になってしまう」「他の言い回しでうまく書き換えたい」と
いう時に最適で、英文のブラッシュアップに繋がります（図2）。

# Quill Bot

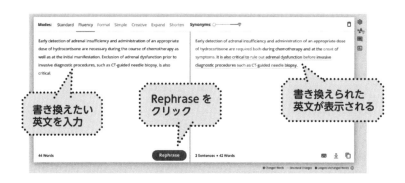

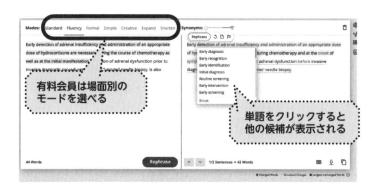

**図2　ツール「Quill Bot」の活用法**

　いずれのツールもある程度は無料で利用可能で、使う頻度が多い場合は有料会員になれば、より便利な機能が使えるようになります。

# オススメの学習教材

| 教材 | 解説 | QR |
|---|---|---|
| DMM 英会話 | オンライン英会話の大手業者。定額で1日25分のレッスンが毎日受けられる。レッスンの30分前まで変更が可能というフレキシブルさが魅力。 | |
| アプリ「ELSA speak」 | AIが発音の間違いを指摘してくれる。発音矯正に役立つ。 | ― |
| Podcast「The Clinical Problem Solvers」 | 英語での症例プレゼンやディスカッションを聴けるため、臨床留学を目指す方にお勧め。 | ― |
| アプリ「mikan」 | 英単語暗記アプリで、アプリ内で単語帳を購入できる。TOEFLなどの資格試験に向けた勉強に最適。 | ― |
| アプリ「Real 英会話」 | ネイティブがよく使うフレーズが3,000以上載っている。留学やオンライン英会話の対策に有効。 | ― |
| Grammarly | 書いた英文の文法ミスなどを自動で指摘してくれるオンラインツール。 | |
| Quill Bot | AIが英文のパラフレーズを提案してくれるツール。英語の表現の幅を広げるのに役立つ。 | |

渡米に必要な準備

臨床留学、研究留学、大学院進学などで、いざ渡米が決まったとしても、やらなければいけないことは山積みです。以下、渡米にあたって一般的に必要になる準備をまとめました。

## 1. ビザの取得

ビザにはいろいろな種類がありますが、臨床や研究で留学する医師の多くは「J1 ビザ」をとります。J1 ビザは「交流訪問者ビザ」であり、就労を目的としたものではなく「実務研修を通じた文化交流を目的としたビザ」という体裁になります。なお、帯同する家族は「J2 ビザ」という扱いになります。申請する手順としては、「厚生労働省に申請」→「厚生労働省からアメリカの勤務先に書類を送る」→「勤務先が"適格証明書"を発行」→「大使館で面接」→「ビザ発行」という流れです。

## 2. 住居探し

アメリカでアパートを借りるには、アメリカの銀行口座の残高証明、収入証明、アメリカの銀行の小切手の発行などが必要になることが多く、日本にいる状態で契約をするのは至難の技です。留学先が用意している寮やアパートに入るか、留学先の知り合いの人に協力してもらうといった工夫が必要です。

## 3. 銀行口座の開設

給料の振込先や日本からの送金先としてアメリカの銀行口座が必要になります。基本的には渡米後に銀行口座を開設することになります。アメリカの大手の銀行は Bank of America、Chase、Citibank などがあります。開設には身分証明書や住所を証明する書類などが必要で、書類の用件は銀行ごとに異なるため、可能な限り事

前に確認する必要があります。

## 4．海外送金

　日本円をアメリカドルに両替すると高い手数料をとられるのが問題点ですが、「Wise」という送金システムを活用すると、銀行の海外送金よりもはるかに安い手数料で済みます。特に大金を送金する時には、ぜひ活用したいシステムです。

## 5．スマートフォンの契約

　日本で使っているスマートフォンは、海外でも SIM を入れ替えれば使うことができます。渡米後に SIM を契約するか、日本にいる間に契約して受けとれるサービスを使うという選択肢もあります。

## 6．日本の役所手続き

　留学に際して、日本の役所でも各種手続きが必要です。具体的には住民票、健康保険、住民税、所得税、国民年金、国際免許証発行などです。詳細は割愛しますが、平日に市役所、税務署、警察署などに行く必要があるため、前もって時間を確保する必要があります。

（原田　洸）

# Case 2 英語を好きでいつづける

河野 裕志
【メドスターワシントンDC　心臓外科】

## 1. 私の英語学習歴

### ここがポイント

- ☑ 英語を話さないといけない環境を整える。
- ☑ 英語を身につけた先にある、明確な目的を持つ。

### 英語学習タイムライン

| | |
|---|---|
| 小学生〜中学生 | NHKの『ラジオ英会話』を聴講、なんとなく継続<br>友達と遊んでいても、泣く泣く17時には帰宅。 |
| 高校生 | バスケットボールに明け暮れて学校の成績は中の下。力試し目的に英検数回受験、最終的には高校2年で準一級取得。 |
| 大学生 | 英語が好きで、塾講師・家庭教師として常に英語教育に従事。英会話の勉強は相変わらず『ラジオ英会話』のみ。 |
| 大学4年 | 自分の進路に疑問を持ち、カナダに1年間の語学留学。多様な人・文化と出会い英語がさらに好きになる。 |
| 医師3年目〜 | 心臓外科医として勤務しながらUSMLE全ステップ取得。本格的な医療英会話のトレーニング。 |
| 医師8年目〜 | アメリカで心臓外科医として勤務。 |

　私の家庭はスパルタとは正反対の自由奔放な教育方針だったので、中学2年までは塾にも通わず毎日遊んでいた記憶しかありません。そんな中でも「『ラジオ英会話』だけはなるべく毎日聞いておくように」と母親から言われていたので、嫌々ながら毎日17時には帰宅して『ラジオ英会話』を聞いていました。特に英語に興味があったわけではありませんでしたが、「継続は力なり」とはよく言ったもので、次第に英語を好きになっている自分がいました。また、小学校から中学校卒業までの期間は、親の都合で転校が多く、

小学校を4つ、中学校を2つと転々としていました。転校のたびに友達を作りたくて、学校が変わるごとにその地域の方言を話そうと、子供ながらに必死で頑張っていた記憶があります。今考えると、多くの転校のおかげで人一倍「言語」というものに興味を持っていたのだと思います。そうは言っても、英語を話せたわけでも使ったことがあるわけでもなく、ちょうど皆さんと同じように、私も英語が好きなただの純粋ジャパニーズでした。

　高校生になると、自分の英語能力を客観的に評価してもらいたいと思うようになり、興味本位で英語検定試験を定期的に受験するようになりました。高校2年生の頃に準一級を取得した時はとても嬉しかったです。しかし準一級を取得しても、当時の私はNBAをよく見ることがありましたが、アメリカの実況解説者が何を言っているのかは全く聞き取れませんでした。大学ではアルバイトとしての塾講師や家庭教師をしながら、英語教育を続けていました。しかし一向に英語で会話する機会は訪れず、自分の英会話能力を実感することもなく、漠然と「自分は英語を話せる」と自信を持っていました。ちょうど大学4年が終わる時期になって、医師として働くことに実感と自信が持てなかった私は、半ば大学から離れたい気持ちとともに1年間の休学とカナダへの語学留学を決意しました。

　さて、ここまでの私の英語学習歴をご覧になった皆さんは、語学留学期間中の私が英語ペラペラで苦労なく過ごしたと予想されたでしょうか？　正直なところ、私は留学直前「まぁ日常英会話程度は難なくできるだろう」と高を括っていました。そして留学初日、空港から電車に乗ってバスでホストファミリーの家に向かいました。バス停の名前は知っていましたが、バス車内には路線図がなく、運転手に降りる予定のバス停の名前を告げました。すると、「What??」と聞き返されました。バス停の名前は"Patterson Drive"だったので楽勝だと思って、もう一度、声を張って告げました。しかし、何

度言っても一向に伝わらず、紙に書いた英語を見せてようやく理解してもらえました。15年前の出来事ですが、今でも鮮明に覚えているくらい、当時の私にはショックでした。「英会話なんて大丈夫だろう」と思っていたのに、バス停の名前さえ伝えられなかった事実が突き刺さり、私の自信は見事に砕け散りました。英語を使って人とコミュニケーションをとる難しさをはじめて実感し、自分の「英会話力」のなさを思い知りました。

　そのようにして始まった留学生活では、とにかく英語を話さなくてはいけない環境を作ろうと思い、日本語を全く使わない生活を実践しました。日本人とも英語で話す、日本語のメールや電話は必要最低限のみにする、無駄にネイティブスピーカーに話しかける、といったことを心掛けました。幸い、当時携帯電話を持っていなかったので、日本からの連絡も一切なく、比較的簡単に実行することができました。また、語学学校からの帰り道は毎日、一人でその日の出来事を自分で声に出して英語で伝えるという練習をしていたため、夜道を歩く怪しい独り言を喋るアジア人と化していました。こういった戦略が功を奏したのか、留学が終わる頃には随分と日常英会話力は向上していました。さらに、多様な文化・人々と触れ合うことで、確実に自分の視野が広がりました。また、留学生活後半で受験したTOEFL iBTでは105/120を取ることができ、自分なりに成果を上げることができたという実感を持てました。

　医師になってからは心臓外科医としてトレーニングを受けながら、アメリカ留学を視野に入れていました。そして医師4年目に本格的な留学準備を開始しました。それまでの期間では、USMLEの勉強を全くしていなかったので、医療英語の修得に時間を要しました。ここで実感したのは、「日常英語と医療英語は全く違う生き物だ」ということでした。特にUSMLE Step2 CSの勉強をしていた時は、医療面接で使われる表現に馴染みがなかったため苦労しま

した。実際、USMLE Step2 CS の一度目の試験は不合格でした。具体的な英会話力の補強方法として、英会話学校に通って医療面接の個別練習をしたり、お風呂に入っている間にもう一人の自分と英会話したりして、なるべくたくさん英語を声に出してアウトプットする練習をしました。USMLE 全 Step を取得するまでの3年半の間、ほぼ毎日仕事が終わってからカフェに行って2～3時間、閉店まで勉強するという生活をしていました。そして、医師8年目にようやく念願のアメリカ臨床留学の切符を手にすることができました。

　英語、ましてや「医療英語」を身につけることは容易な道のりではないことは、皆さんも十分承知していることと思います。ただ、医療英語を身につけることが目的のままでは、どこかで力尽きてしまうでしょう。私の経験から言えることがあるとすれば、大切なのは医療英語を身につけることが皆さんの夢を実現するために、どのように活用できるかを明確にイメージすることです。私の場合はアメリカで心臓外科医として働くことが目的であり、そのために英語が必要でした。達成したい目標が揺るがない限り、それに必要な英語力を身につける道のりはきっと、一歩一歩皆さんの夢に近づいていく、心躍る体験であるはずです。

## 2. 私の英語学習時間

**ここがポイント**

- ☑ 暇さえあれば英語に触れる。
- ☑ 「日本人」であることは忘れる。

　長い英語学習期間の中で、上達するために必要不可欠なことは、月並みかもしれませんが「英語に触れる時間を極力増やす」ということです。日本にいながら医療英語／英会話力を向上させるためには、やはり継続して毎日少しの時間でも英語に触れることが大切で

す。そして、それは日本式の受動的英語学習、つまり"repeat after me"に代表される復唱のトレーニングではなく、皆さんがもうお気づきのように、自分の脳内から英語をアウトプットする練習が最も重要であると言えます。もちろん、医療英語でも日常英語でも汎用表現を身につけるために反復することは重要です。しかし私が伝えたいのは、その場合でもあくまで「会話の中で」使用する頻度を増やすということです。例えば自分自身と英会話する時に、脳内からその表現を引き出して何回も使用する方法が有効です。紙に書かれている表現、言い回しを見ながら反芻していても、それはあくまで視覚情報を介した受動的なアウトプットでしかなく、脳内に定着する速度は遥かに遅いと言えます。

　そうは言ったものの、日本にいながら英会話を日常的に行う環境というのは簡単に得られるものではありません。これは日本の英語学習者にとって永遠の悩みであると言えます。そしておそらく皆さんは学校や仕事で毎日忙しく、時間的にも制約されていると思います。そこで、私が働きながら実践していて効果があったものをいくつか紹介します。

　1つ目は、「自分がアウトプットする言語の中で、英語の割合を増やす」です。具体的には携帯電話、電子カルテ、ノートなど、日常生活で記録のために使用する言語を英語に切り替えるということです。私は留学から帰国してからは携帯電話の言語設定を英語に変え、音声認識 Siri を用もないのに起動して暇を見つけては英語で質問していました。明日の天気、○○駅への行き方、飛行機検索などです。また、同じように英語学習をしている友人とのメッセージのやりとりも音声認識入力機能を使って英語で行っていました。この方法は自分の英語が正しく変換されるかどうかによって、発音のチェックができるメリットがあります。何より、日常的な会話をアウトプットする良いトレーニングになります。電子カルテやノート

の英語記述は、医療英語に慣れる意味でも非常に有効で、もし書きたい内容が英語で分からない場合は調べて書き出し、それを覚えることで医療英語の語彙力がつきます。これらの方法に共通しているのは、先ほど述べたように、どれも英語を脳内から絞り出す行為であるということです。

2つ目は、「隙間時間で英語表現を学ぶ」です。私は心臓外科医として勤務していたので、非常に多忙な生活を送っていました。そのような中で有効だったのが、手術と手術の間、救急車が来院するのを待っている間、検査結果の待ち時間など日常の中にある隙間時間を見つけては、こっそりパソコンでアメリカのドラマをひたすら見ていました。この方法は主に、新しい英会話表現を取り入れることにあります。特に医療系のドラマは病院内で使われる特有な表現、薬の名前、略語などが頻繁に出てくるので、英語字幕をつけながら語彙力を増やしていました。また、医療系以外のドラマでは、どのような場面でどのような表現が使われるのかを学ぶことができ、楽しみながら表現力を向上させることができます。

3つ目は、「日本人であることを忘れる」です。皆さんもオンライン英会話や駅前留学のようなものを活用し、ネイティブスピーカーと実際に英語で会話を練習することと思います。この時に一番大切で、かつ最も難しいのは、「日本人であることを忘れる」ことです。皆さんが英語を話す時は頭のどこかで、「英語は母国語じゃないから話すのは難しい」「英語を話している自分はどこか照れくさい」「英語を話す時も、（日本語のように）控えめで丁寧な口調で話さなくてはいけない」と考えていませんか？ 私もそうでした。こういった考えは、自分が日本人であることを潜在的に意識していることに根差しています。しかし、このように考えていると、どうしても緊張してしまい、間違いを恐れ、発音／発声が弱くなり、結果、英語が伝わりにくくなります。皆さんの中には、例えば友達同

士でふざけて英語を話している時の方が、なぜか自由に表現が出てきて、楽しく英会話できた経験がある方もおられるのではないでしょうか。英語を話す時は、一旦日本人であることは忘れて、英語が第一言語であるかのように、堂々と、声を張って、必死で伝えようとすることが重要です。そうすれば相手は必ず耳を傾けてくれます。英語を正しく発音しようとすると、声は大きくなり、態度も少し大きくなります。これは自然な変化だと思います。アメリカには多種多様な人種がいます。彼らは自分の出自に誇りを持っているからこそ、アクセントや多少の発音ミスなど全く気にせずに英語で話しています。周りの人に英語を聞かれることを怖がらないで、伝えたいことに集中する、それこそがコミュニケーションツールである真の英語習得への第一歩です。

## 平均的な1日のスケジュールと英語学習内容

| 時間 | スケジュール | 学習内容 |
|---|---|---|
| 7:00 ～ 8:30 | 通勤、カルテ記載 | 通勤時洋楽、英語カルテ記載。 |
| 8:30 ～ 20:00 | 手術、病院勤務 | 隙間時間で米国ドラマ鑑賞。Siri で発音チェック。 |
| 20:00 ～ 22:00 | 駅前留学またはカフェ | USMLE 勉強。医療面接英会話。 |
| 22:00 ～ | 帰宅、就寝 | 入浴中一人英会話。英語 YouTube 視聴。 |

# 3. 私の英語学習教材

### ここがポイント

∨ USMLE の取得課程で医療英語イディオムを増やす。
∨ かっこいい英語を真似する。
∨ とにかく英語を好きでいる。

　私の英語学習のモチベーションは、アメリカ臨床留学でした。そのためには USMLE に合格する必要があったため、どうしても勉強

の軸は USMLE でした。皆さんは様々な目標に向かって医療英語習得に励んでいることと思います。私が USMLE が必要でない方にも、ぜひお勧めしたいのは、Step2 CS（現在は廃止）のテキストを利用した勉強法です。私が実際に行っていたのは、英会話学校の講師や英語が話せる友人に患者役をしてもらうため、テキストにあるケースシナリオを予習してきてもらい、私が問診から診察、診断まで行うというロールプレイです。汎用性の高いフレーズについてはあらかじめ暗記して臨むのですが、いざ会話になって少しでも予想外の流れになると自分の英語力を振り絞って会話しなくてはいけないので、アウトプットの良い練習になります。この際にも重要なのは、英語が第一言語であるかのように話すことです。英会話学校では講師も日本語を話せる人が多いので、困ったら日本語に切り替えて説明したり、苦笑いしながら日本語で会話したりする生徒さんを見かけます。これでは困った時に英語を使わなくて良いことに慣れてしまうので、実際に英語だけしか使えない状況への対応力が鍛えられません。ですから、ぜひ英会話学校やオンラインスクールを利用する時は英語しか知らない人になりきってみてください。繰り返しこなすことで、医療現場で有用な表現を身につけることができます。

　もう一つ私が実践していたのは、とにかく自分がかっこいいと思う英語を真似することです。一つ例を挙げると、『Prison Break』という有名なドラマシリーズがあります。その主人公が話す英語が知的でクールだったので、私的には最高にカッコいいと衝撃を受けました。エピソードを一つ一つ見ながら、その中で日常でも使える英語やフレーズを見つけては発音、声のトーン、発声などあらゆる音成分を真似して練習していました。この方法は医療英語には直結しませんが、新しく聞いた音を分析して正しい発音に近づけるトレーニングとして大変有用でした。他にも『TED』という番組に出てくるスピーカーの方々は、皆さんかっこいい英語を話すことが多

いので、プレゼンを真似したりしていました。都市伝説のように言われている、「モノマネがうまい人や歌がうまい人は英語が上達しやすい」という文言は的を射ていて、こういった人たちは音への感受性が高いので、自然と英語の音を作りやすいからだと思います。

　最後になりましたが、皆さんそれぞれに合う英語の勉強方法は千差万別で、誰一人として全く同じ方法で英語を習得することはないと思います。そして英語を学ぶ過程で、相手の英語が分からなくて苦しい時、自分の英語が伝わらなくて悔しい時、勉強の先が見えなくてストレスが爆発しそうな時など、多くのネガティブな瞬間を体験するでしょう。実際、私もそういった瞬間を数えきれないほど体験してきました。ただ私の拙い経験から間違いなく言えるのは、英語を好きであり続けたということです。英語習得を成功に導く最も大切な要素は、皆さんの気持ちです。どんなに厳しい状況下にあっても、心の奥底に1％でも英語を好きな気持ちが残っている限り、目標に向かって前進することができます。そしてその先には、夢を叶えるための英語力を身につけた笑顔の皆さんがいることを私は確信しています。

## オススメの学習教材

| 教材 | 解説 | QR |
|------|------|-----|
| 『USMLE Step2 CS』（McGraw Hill） | 医療面接時の表現を、ロールプレイを通じて学ぶのに非常に有効。 | ― |
| ドラマ『Prison Break』や『24』 | とにかく英語の音を真似て正確な発音を作る練習として効果的。偏った英語が出てくることも多いので、適宜取捨選択して楽しみながら勉強してみて。 | ― |
| TV番組『TED』 | 言わずと知れた有名なプレゼンテーション番組。日常会話とは違う、学術的な表現を学ぶのに有効。そして何より内容が良い。 | ― |
| バイリンガル系 YouTube | バイリンガルの方が運営している YouTube では、実際の生活で必要にある英語表現を惜しみなく紹介してくれるので英会話力上昇に即効性がある。 | 「Hapa 英会話」<br>「This is 英会話」 |

## [ Column ]　アメリカの手術室

　私がアメリカにわたってから、はじめの半年間は英語で相当苦労したのは言うまでもありませんが、特に大変だったのが手術室での英語でした。ご存知のように、手術室では全員が手術用マスクを着用しています。そして手術中は術野（手術対象の臓器がある場所）から目を離さずに道具を要求したり会話したりすることがほとんどです。また、ダラダラと長い文章を話すと非効率的ですので、端的な言葉で自分の要求を周りに伝える必要があります。そのため、手術室の英会話は、より一層正しくはっきりとした発音で話す必要性が高まります。

　渡米した第1週目から手術参加を許されたのはラッキーでしたが、何せ手術器具の名前も人の名前もまだ覚えていない状態で、正しい発音で端的な英語を話すのは非常に難しかったです。しかもマスクをしているので、声が曇りがちになります。自分では大きな声で話しているつもりでも、アメリカ人にとっては全然小さくて聞こえていないことが多々あります。日本では手術中クールな感じで器具を要求していた私でしたが、渡米してからは手術室でクールさのかけらもなく大きな声で英語を話しています。

　手術室という極度に緊張感のある状況の中で、手術に集中しつつ正確な英語を話すのは大変疲れるので、はじめは手術1件終えると、体も脳も舌もヘロヘロになっていました。もし皆さんの中に、外科系で臨床留学を目指している方がいれば、他の方々よりも一層、英語の発音／発声に力を入れておくと、渡米してからのストレスを減らすことができると思います。

　アメリカの手術室では、確かに英語は苦労しましたが、彼らは常

に手術を楽しもうという気概に満ちていて、手術の大事なところが
終わると音楽のボリュームを上げて、皆、軽く踊り出したりします。
自由の国アメリカの、素晴らしい文化の一面が手術室にも流れてい
ることは間違いありません。

（河野　裕志）

**Case 3** 隙間時間に好きなものばかりする

山田 悠史
【マウントサイナイ医科大学 老年医学科】

# 1. 私の英語学習歴

**ここがポイント**

- ☑ 英語学習は、いつ始めても遅すぎることはない。
- ☑ でも、早ければ早いほど、壁は低い。

## 英語学習タイムライン

| 大学生時代 | 大学1年目にアメリカ国家試験の王道参考書『First Aid for the USMLE®』(McGraw-Hill)を購入するも挫折。 |
|---|---|
| 大学6年生 | USMLEの勉強をするため、読み書きのみ医療英語学習、「聞く」「話す」は全く行わず。 |
| ～20代後半 | 英語は基本的に避ける。 |
| 20代後半～ | 仕事をやめ海外放浪、恩師との出会い。 |
| 30歳～ | 渡米挑戦を意識し、本格的に英会話のトレーニング開始。 |

　私が本格的に「英会話」のトレーニングを始めたのは30歳になってからです。30歳まではお世辞にも英語学習をしていたとは言えず、英語はとにかく苦手で、英語が必要なシーンは避けていたと思います。

　もちろん、英語のテキストを買ってみたり、『ラジオ英会話』(NHK出版)の教本を入手して聞くようにしたりと、それまで何もアクションを起こさなかったわけではありませんでした。ただ、全て長続きせず、お金の無駄遣いばかりしてきました。

　私に転機が訪れたのは、28歳の時。医師としての成長に少し陰

りを感じ始め、もう一段階自分を高めたいと思うようになりました。そこで私は「まず行動に移そう」と考え、上司に退職を告げ、海外放浪の旅に出ることに。そこで、私は英語でのコミュニケーションが全く取れない自分を思い知らされ、挫折を経験しましたが、この経験が次への行動の大きなモチベーションになりました。

帰国した私は 30 歳でした。自分にスイッチを入れ、私の学習への姿勢は一変しました。「環境を変えて大きく成長したい」と臨床での渡米を決意したのです。そこから 32 歳には、ニューヨークの地に立ち、臨床現場で働けるまでになりました。この 30 歳から 32 歳までの 3 年間が、私にとっては濃密な英語学習の期間であり、人生の転機でした。

「30 歳からでは語学学習はもう遅い」と言われることもありますが、必ずしもそうではないと思います。英語学習は「何歳から始めても遅すぎることはない」と考えます。

ただ同時に「早ければ早いほど壁は低い」のも間違いないと思います。今、本書を読んでいるあなたがいつ始めようか悩んでいるのであれば、最適な答えは「今」でしょう。「今」が一番若く、一番早いのですから。

## 2. 私の英語学習時間

**ここがポイント**

✓ どんなに「忙しい」時でも、英語学習の時間は生み出せる。
✓ 英語学習は、通勤時間などの隙間時間を有効活用できる。

先述の通り、20 代までは英語学習が全く定着していませんでした。振り返れば「勝手な苦手意識が強すぎた」「モチベーションが低かった」など、理由はいろいろあったと思います。しかし何よりすぐに「忙しい」を理由に先送りにしていたというのが問題だった

と考えます。先送りしているうちに、あっという間に数年が経過し、気がつけば英語をほとんどやらずに 30 歳になっていました。「渡米したい」という思いはあったにもかかわらずです。

　ここからは、その後、英語学習の習慣化に成功した、30 歳からの私の学習について書いていきます。

　私が英語学習を開始した頃の日々の生活を振り返ってみると、病院に午前 6 時頃出勤し、午後 8 時や 9 時に帰るような生活をしていました。また日常業務の他に、病院で行うレクチャーを作ったり、医療系雑誌の記事を書いたりという仕事もしていたので、決して暇な日々を送っていたわけではなかったと思います。そんな中でも、1 日に最低 2 時間ほどは英語学習の時間を確保するようにしていました。

　まず、英語学習を始めるにあたり、注目したのは「生活の中のどこで、英語学習をする時間が創出できるか」という点でした。そこで、1 日の時間の使い方を書き出してみて、どの時間を英語学習の時間に切り替えられるか整理しました。すると、通勤時間や夕食の時間、お風呂の時間などに「時間の余白」がある可能性に気がつきました。それらの時間はスマートフォンをなんとなくいじったりしているだけの時間だったのです。

　そこで、この通勤時間・夕食の時間・お風呂の時間を、英語学習（主にリスニング）の時間にしてみました。いわゆる「ながら」学習です。すると、はじめは無理矢理、英語を勉強している感覚もありましたが、やがてそれが「癖」になり、意識をしなくても自然と英語に触れるようになりました。最終的に、お風呂の時間はやめましたが、通勤時間と自宅での夕食の時間はいつも英語学習をするようになりました。

　また、夜寝る前の最低 30 分は（睡眠習慣にとっては良くないの

かもしれませんが）、どんなに忙しい日でも必ずオンライン英会話をするように決めました。言い訳ができないように、事前に予約を取っておくのです。これもはじめは、特に忙しい日には、キャンセルしたいと思うこともありましたが、続けているうちに「毎日やらないと気持ち悪い」という感覚も芽生えてきました。こうなればしめたもので、もう「無理して頑張る」必要はなくなり「やらない方が無理」という状態になります。

逆に、この30分をしっかり確保するために工夫したこともありました。例えば、病院でのレクチャーを作る作業や原稿を書く作業は、これまでは有効活用できていなかった病院勤務中の隙間時間にコツコツ進めるようにしました。また、それ以外はなるべく週末にまとめてやるようにしました。

こうして「忙しい」日々の中でも、比較的十分と感じられるような英語学習の時間を確保できるようになりました。

また、英語が少し上達してくると、それまで敬遠していた英語を話す機会にも積極的に顔を出せるようになりました。そして、それがまた英語の上達を助けるという好循環に入ることができたと思います。

## 平均的な1日のスケジュールと英語学習内容

| 時間 | スケジュール | 学習内容 |
|---|---|---|
| 6:00 ～ 6:30 | 通勤（病院へ） | Podcast でリスニング。 |
| 7:00 ～ 19:00 | 病院での勤務 | ― |
| 19:30 ～ 20:00 | 通勤（帰宅） | Podcast でリスニング。 |
| 20:00 ～ 21:00 | 夕食 | TV やドラマでリスニング。 |
| 22:30 ～ 23:00 | 寝る前 | オンライン英会話でスピーキング。 |

# 3. 私の英語学習教材

## ここがポイント

☑「好きこそ物の上手なれ」で、まずは好きで熱中できそうな教材を選ぶ。

☑「ながら勉強」のできる音声コンテンツで隙間時間を有効活用する。

　私が20代の頃、失敗していた原因に、いきなり高い理想を掲げたこと、先入観に縛られていたことなどが挙げられます。私の頭の中にはなんとなく「CNNやBBCを完璧に聞きとれる、そして英語ネイティブとその内容を議論できる」といった感じが「理想像」であり、目標として頭の中に思い描かれていたと思います。

　それを実現できるように、CNNやBBCを聞いて勉強をしてみたものの、「そもそもニュースの背景すら知らない」「使われている単語も分からないものが多すぎる」といった明らかな問題があって、長続きしませんでした。

　その反省を活かし、「好きなこと」から始めるようにしました。私は30歳の時には、総合病院の総合内科医として仕事をしていて、診断学に面白さを感じていました。そこでマッチしたのが、『Dr. House』というドラマでした。このドラマでは、イギリス生まれイギリス育ちの俳優 Hugh Laurie がアメリカ人医師 Dr. Gregory House という主人公を演じています。イギリス人の彼が、見事なアメリカ英語発音を操るところに驚かされます。

　このドラマでは、主人公の Dr. Gregory House がやや現実離れした情報収集や検査を用いて、難しい診断を見事に解き明かしていきます。Dr. House のセリフ自体には共感できないことも多かったのですが、そこで出合う鑑別疾患などの話は総合内科医の自分に勉強になることが多く、純粋な英語学習というわけではなく、その医学的な内容やドラマも含めて楽しむことができ、これが学習開始時期

の「英語を敬遠したい」という感情を抑えるところにうまく働いたと思います。

　はじめの頃は、このドラマを英語字幕つきで見るようにしていました。その頃は英語字幕がなければ、とても聞き取れませんでしたが、英語字幕の助けがあれば内容は理解できました。また、気になった単語やフレーズはその場では調べずに、さっとメモをとり、後で調べるようにしていました。このドラマの視聴は、いつも夕食中にしていました。「行儀が悪い」なんて言われてしまいそうですが、夕食の時間以外に座ってドラマを見る時間を確保するのは難しかったので、自分にとっては最適な時間でした。
　これを貪るように見ているうちに、医療英単語の語彙数が増え、単語を調べる回数が減っていったのを覚えています。また、最善の教材ではなかったと思いますが、医療現場の英会話の言い回しにも少しずつ慣れていきました。

　通勤時間のリスニング教材としては「NEJM This Week」というPodcast を多用していました。この Podcast は、その週に雑誌『The New England Journal of Medicine（NEJM)』に掲載された論文のサマリーを読んで紹介してくれるというものでした。総合内科医として、幅広く最新の医療情報をキャッチしたい自分にとって、読まずに隙間時間で最新論文の要点をアップデートできるので、最強の学習教材でした。英語学習開始当初は全て聞き取るのはなかなか難しかったので、行き帰りの通勤時間に繰り返し聞いて、なるべく内容を理解しようとしました。この教材もまた、英語だけでなく医学の勉強にもなり、一石二鳥の学習ツールでした。実は、これは渡米後の今でもジムの時間に走りながら聞いています。「好き」だからこそ続いているのだと思います。

　オンライン英会話でのスピーキング学習の教材としては、「オン

ライン上にある TOEFL の Speaking セクションの問題」を使っていました。これは、後に医療面接やマッチングの面接練習に置き換えられていくことになりますが、留学に際して TOEFL の受験が必要とされていたこともあり、TOEFL の点数を伸ばす目的も兼ねて、これを教材として用いていました。これは、あとから振り返っても、スピーキング能力の向上に有用であったと感じます。

　特に、TOEFL のスピーキングの問題の中でも「1問目」のフォーマットばかりを使っていました。この1問目は、短文で賛否両論のあるような質問が出され、15秒ほど間をおいて45秒で回答するというものです。例えば、これは実際の問題ではありませんが、「医師として飛行機の上で急病人が発生。しかし、自分は飲酒をしていました。手を挙げますか？　また、その理由も答えてください」という類の質問です。

　その質問集みたいなものをオンラインで入手し、なるべく医療に近いトピックだけを抽出しておいて、そのリストをオンライン英会話の講師にメッセージで送っていました。そして、そこから問題をランダムに出題してもらい、時間を計測してもらうのです。終わったら、発音や構文のフィードバックをもらいます。発音はその場で練習し、構文を直して、再度同じ問題を繰り返します。そしてそれを何問も積み重ねていくのです。

　この学習で得られるメリットは、英語のディベートで重要な「まず自分の主張を述べ、そのあとに理由を一つずつ述べていく」という基本的な構造に慣れること、また、45秒間とにかく英語で話し続けるという能力が身につくこと、努力が TOEFL のスコアにも反映されモチベーションを維持しやすいこと、などが挙げられます。

　最後に、この TOEFL を留学の目的だけでなく、英語学習の「指標」に用いたのは、有効な手段だったと思います。TOEFL では幅広いトピックが出題されるので、語彙の理解は「TOEFL 用の勉強」をしていないとなかなか難しいのですが、リスニングやスピーキング

のスコアは自分の成長に応じて伸びていたと感じます。

　英語学習では、なかなか自分の成長を肌で感じることが難しく、成果が目に見えにくいので、モチベーションを維持しにくいという問題もあります。それを「点数」という数値で表してくれる意味で、TOEFL は役に立ちました。また、スピーキング練習のモチベーション維持にも一役買ってくれたと思います。このため、英語学習開始当初は、3 か月に 1 回ほど繰り返し受験していました。2 年間の学習期間でスコアは確かに伸びましたし、それが成長の確認・やる気の向上にも繋がりました。

## オススメの学習教材

| 教材 | 解説 |
| --- | --- |
| 医療ドラマ『Dr. House』 | 診断学を推理ドラマのように見立てた医療ドラマシリーズ。何本も見ていると医療英単語にだいぶ慣れることができる。 |
| Podcast「NEJM This Week」 | 雑誌『NEJM』に掲載された論文のサマリーを読んでくれる。最新の医学論文と英語の両方を学べる。 |
| Podcast「GeriPal Podcast」 | Geriatrics（老年医学）、Palliative Medicine（緩和医療）の関心の高いトピックを、ゲストを呼んで紹介してくれる。UCSF 教授 Dr. Alex Smith のギターと歌にも注目。 |
| 『Perfect Phrases for the TOEFL Writing and Speaking Sections』（McGraw-Hill） | TOEFL スピーキングの 1 問目は、短文の質問に自分の答えとその理由を述べるもの。理路整然と英語で話すコツが身につき、ディベート力を向上させることができる。 |

アメリカの就職活動では、日本でのマッチング以上に面接に大きな労力をかけなければなりません。

例えば、レジデンシー（研修医）のマッチングは、1施設あたり30分前後の面接が2〜3回あります。しかし、それを10施設ほど繰り返すと、気がつけば2〜3か月の間に合計20や30の面接を受けることになります。

また、フェローシップのマッチングは、その数がさらに増えます。1施設あたりの面接が30分×7〜8回になり、それを10施設繰り返すと、80回も面接をすることになります。

そして、指導医の就職活動の面接は数が減りますが、1施設あたりの面接が濃密になります。私自身の経験では1施設あたり平均4日間の面接を受けました。10名近くの人と会い、最後には面接だけでなくプレゼンもありました。そして、面接からプレゼンまでを評価して、指導医のポジションが得られるといった流れです。

このように、アメリカでのポジションを勝ち取るために、面接を乗り切るスキルは重要となります。

筆者は、そもそも英語が大の苦手な状態からスタートしており、レジデンシーの面接の際は、お世辞にも英語が話せるとは言えない状態でした。そんな状態で面接を乗り切ることができた理由は、とにかく練習、練習、練習だったと思います。ただ「練習」といっても、がむしゃらにアドリブで面接を受ける練習をするのではありません。

まず、レジデンシーで「聞かれやすい質問」というのが様々なウェブサイトなどで入手できるので、100通りや200通りの質問に対する回答集を準備します。そして、作成した文章をネイティブに添削してもらい、綺麗な英語にします。その後、そのセリフをまるで

俳優のように完璧に暗記するのです。

　しかし、上手な「俳優」になるためには、暗記をするだけではいけません。ネイティブにセリフを聞いてもらい、発音を修正してもらいます。また、発音の苦手な単語があれば、単語を入れ替えるということもします。例えば私なら、"surgery"という言葉を聞き取ってもらえない確率が高かったので、"operation"に変えました。

　さらに、表情や発声も確認する必要があります。それは、アイコンタクトや声色でも印象が変わるからです。この対策としては、ボイスレコーダーや鏡を使って、一人で練習が可能です。

　少なくとも100通りや200通りの質問の範囲内であれば、完璧に答えられるネイティブ「風」の自分が完成します。

　しかし、このネイティブ「風」の自分は、残念ながら201通り目の突飛な質問に頑張って答えようとすると、途端にカタコトになりボロが出ます。このため面接では、想定外の質問がきたとしても、200通りの回答集の中から答えるようにします。そうやってネイティブ「風」を演じきるのです。

　また、あとで気がついたことですが、このような練習には、実は面接を勝ち抜く以上のメリットがあります。

①ネイティブの言い回しを完全暗記することで「使えるフレーズ集」が頭の中にできあがる。
②自分の発音の癖を知り、集中的に発音矯正ができる。
③「ペラペラ感」が身につく。

　実は「ペラペラ」に英語が話せるようになるには、この「ペラペラ感」を増やしていくのが重要であると気がつきました。面接時の「200個のセリフはペラペラ、それ以外はカタコト」からスタートし、ペラペラのセリフが250個、300個と増えていくことでペラペラ

の確率が上がっていくのです。

　このような学びから、渡米をしてからも、ネイティブの同僚や上司が使っている言い回しに聞き耳を立てて、自分でこっそりそれを自宅でトレーニングし、「ペラペラ」に言えるようにしています。

　そうすることで「ペラペラ」フレーズがどんどん増え、気がついたら、ペラペラに近い状態になってきているような気がしています。思えば、日常生活で使うフレーズは結構限られており、ほとんど自分の持っているフレーズで事足りるのです。もしかすると、子供時代に日本語を学んできた時もそのような流れであったのかもしれません。

　「繰り返し英会話レッスンをしていれば、だんだんアドリブで英会話ができるようになる」というイメージをお持ちの方も多いかもしれませんが、そうではなく、使いやすいフレーズを丸暗記してペラペラに話せるフレーズを増やすというプロセスをイメージし、トレーニングしていくのがいいのかもしれません。これは面接を繰り返し受けてきた経験からの大きな学びでした。

（山田　悠史）

# Case 4 自分の頭の中だけでも 英語学習はできる

松浦 有佑
【マウントサイナイ医科大学 小児科】

## 1. 私の英語学習歴

**ここがポイント**

- ✔ 英語は筋トレと一緒。
- ✔ 一歩踏み出す勇気を。

### 英語学習タイムライン

| | |
|---|---|
| 大学3年夏 | フィリピン旅行中、台風が直撃。5日間帰国できず英語を話せないことで、生命の危機を感じる。 |
| 大学3年冬 | 海外医療ボランティアに参加も、英語でのコミュニケーションがとれず、挫折を経験。 |
| 大学4年 | 1年の休学を決意。世界一周をしながら語学学校に通い、はじめて英語に真剣に向き合う。<br>日本語を一言も発さない生活を5週間続ける。 |
| 大学5年 | 医学英語に触れるため USMLE の勉強を始める。 |
| 研修医時代 | 渡米を決意、自宅で日本語との接触を断つ生活が始まる。 |
| 医師3年目 | 海軍病院に勤務。実務の中で医療英語を学ぶ。その1年後渡米。 |

　幼い頃より海外への漠然とした憧れはあり、中学・高校と英語を勉強すること自体は嫌いではありませんでした。しかし、大学入学後、全員必須の団体 TOEFL の結果は、なんとか進級には引っかからない程度の極めて低いスコアであり、医学部における自分の英語レベルを客観的に、はじめて知りました。かといって、英語に向き合うことはなく、週に5日の部活、アルバイト、大学の試験勉強

に追われる生活が続きます。この時も「きっと英語はいつかペラペラになって、海外に行けるような機会も巡ってくるのだろう」という根拠のない期待を、未来の自分に託していましたが、その気持ちを悔い改める機会が訪れます。

　1つ目の転機は、大学3年時の海外旅行でした。現地の日本語ツアーを利用していたのですが、島から日本までの乗り継ぎ中に台風が直撃し、空港のある町から5日間帰国ができなくなりました。ツアーも終わっていたため周りに助けを求められる人もおらず、キャッシュは底をつき、インターネット回線も失い、命の危機を感じました（今となっては大袈裟ですが、当時は本当にそのように感じました）。同じように災害に見舞われた日本語を話せそうな人に片っ端から空港で声を掛け、奇跡的に出会えた優しい日本在住のフィリピン人の方たちにすがりつきながら、5日間を過ごしました。そこでは、宿泊先で洗濯したいことすらも英語で伝えることができず、洗濯を諦めたのを今でも覚えています。自分の英語力のなさ、そして英語の重要性を痛感する出来事でした。

　2つ目の転機は、その半年後に参加した途上国医療ボランティアです。医療英語を流暢に操りながら現地の医療者の診療を手伝う医学生の同期が非常に眩しく見えました。それを横目に、風船を膨らませて現地の子供と遊ぶのが、自分にできる精一杯のことでした。帰国後「このまま大学を卒業して、忙しく仕事に追われ、一生英語が話せないまま、海外に行くことも叶わず終わっていくのか……」と失望し、不安や焦りがこみ上げてきました。そしてその時、今まで楽観的に毎日を過ごしてきた自分の中で何かがはじけました。そこで自分を変えるため、大学4年で休学し、語学留学と世界一周することを決意しました。

　留学中、どこにいっても多くの日本人留学生がいましたが、でき

る限り日本語を使わない環境に身を置き、学校とは別に最初の半年間は TOEIC を、残りの半年はケンブリッジ英語試験（ヨーロッパでの TOEFL のような位置づけ）の勉強を行いました。世界一周の旅では、英語を用いて世界中の人と話せる素晴らしさや多様な文化を学び、視野が広がると同時に、海外への漠然とした夢がより具体的な進路の一つとして浮かぶようになりました。帰国後は、英語力の維持とさらなる向上のため、日常の英語に加えて医学英語力を上げるための生活を始めました。その一環として USMLE を大学 5 年後期から開始しました。また、海外医学留学生の交流にも積極的に参加し、6 年時の春には、海外（タイ）での院外実習を 1 か月行い、夏に USMLE Step1 を受験しました。初期研修中は毎週英会話レッスンを続けました。また研修中の夏休みを使って海軍病院のエクスターンシップに参加して、アメリカの医療システムや英語を学び、USMLE Step 2CK を研修医 2 年目の冬に受験しました。また、留学中に受けた TOEIC は 800 点前後、TOEFL は 80 点程度でしたので、帰国後も英語の勉強を続け TOEIC は 900 点以上、ケンブリッジ英語試験では CAE（C1）に合格、そして初期研修修了後に TOEFL は 100 点以上をとれるようになりました。そのような過程を経て、医師 3 年目には海軍病院に 1 年勤務し、医療英語や医療システムをより深く学び、ようやく医師 4 年目にアメリカ臨床留学の出発地点に立つことができました。英語に向き合ってから臨床留学までに約 7 年間かかりました。

　全くたいそうな格言ではないのですが、以前、誰かにふと言われて、今でも頻繁に思い出すのが「英語は筋トレと一緒」という言葉です。英語も筋トレも一朝一夕で力が身につくものでなく、地道な努力が必要です。また、継続を怠れば筋肉が落ちるように、英語力も落ちてしまいます。一方で開始時期に期限はなく、正しい努力と継続で確実に力はついていきます。誰が言ったのか覚えていませんが、的を射た表現だと思います。今からでも遅くありません。一歩

踏み出す勇気を持って英語と向き合いましょう！　いつか必ずものにできます！

## 2．私の英語学習時間

> ☑ 英語を自分の脳内言語にする。
> ☑ いつでもどこでも英語は上達できる。

　大学 4 年の留学を機に本格的に英語を勉強し始め、合計約 9 か月の語学留学をしていたわけですが、はじめにお伝えしたいことがあります。「留学したから英語力がついたのだろう」「自分とは状況が違う」と思われる方がいるかもしれませんが、留学をすれば英語が身につくというのは幻想です。留学経験のある方はきっと同意いただけると思います。もちろん英語が日常で使える環境にいるのは大きなメリットですが、その環境を全力で生かす努力をし続けなければ英語力は上がりません。英語が使いこなせない先輩留学者や海外在住者を実際山ほど見てきました。

　留学経験があると言うと「じゃあ英語、話してみてよ」と悪気なしに言われる機会も多いのですが、その悪ノリにも切り返し、相手に「おおお！」と言わせられるような人は一握りです。きっと留学中に必死な努力を続けてきたのでしょう。私が留学を決めたその日から、帰国後のその恐ろしい悪ノリも想定し、英語力を上げるために行った方法をお伝えします。それは、英語で考える癖をつけることです。人は起きている時間の 40％以上は絶えず思考しており、1 日に約 70,000 もの考えを頭に思い浮かべているとも言われています。その毎日の大量の頭の中の独り言を、できる限り英語にするのです。勝手に「英語思考法」と名づけますが、メリットは大きく 3 つあります。1 つ目は「いつでもどこでもできること」、2 つ目は「会話せずとも単語力や文法力が向上すること」、そして 3 つ目は「英

語が出てくる反射神経が向上すること」です。

　留学当初は、頭に思い浮かべられるほど、大した語彙力もなかったので、シャワーを浴びている時に1日に起きたことを英語で日記のように思い出すようにしていました。例えば「今日は8時に朝起きて遅刻しそうだったから、急いで車を運転して学校に行こうと思った。けれど、ガソリンがなくなりかけて給油しなければならなかった。着いた時、既に駐車場が埋まっていた。授業ではフィールドワークで公園に行った。そのあとはカフェに行って少し英語のテストの勉強をしていたら、偶然学校の友達と会って話した。それから、友達の車に乗せてもらって夕食を食べに行った……」と、とりとめのない1日の出来事を、英語で全て考えるようにします。これだけでも、この長さなら立派な英作文です。そして、これをいざ英語で考えると、意外と複雑な単語や文法であることに気づきます。特定の状況や言葉を回想していると、このように英単語や文法が出てきません。そのため、シャワー後、この表現を辞書で調べて、覚えるといったことが日課となりました。これを数か月行い、少し英語で考えることに慣れてきた段階で、次は日常のその場で起こった出来事を、日本語を経由せず、直接英語で考えるよう意識しました。例えば、物を落とした時に「あっ！」となるところを「Shit! Oh no!」といった具合に、単純なものからはじめました。それを少しずつ複雑な考えや感情に広げ、瞬間的に英語で思考できるよう常に意識し続けることで、日本語を経由して英語に変換する悪い癖がなくなり、直接英語が頭に浮かび上がるようになりました。

　英語思考法は、一人でできるので、人と話していない時は極力英語で考えるよう心がけました。そのうち、毎日頭で考えている内容は、実はたいてい同じような表現であることに気づくはずです。何度も同じような表現を思考する生活を続けると、英語表現が身体に染みつき、頭で深く考えずともパッと出てくるようになります。医

療で言えば、例えば人生ではじめて問診を行った時、患者に何を質問すべきかメモを見たり語呂を思い出したりしながら、必死で問診していたと思います。しかし慣れてしまえば、現病歴、既往歴、アレルギー、薬剤歴といった質問が流れるように次々出てくるはずです。これは、いつも繰り返し同じ思考を行っていることで、深く染みついたからに他なりません。

　英語思考法を始めて約半年後、はじめて夢の中の言語が英語になり、目覚めた翌朝に大きな喜びが押し寄せてきたのを今でも覚えています。


　その先のステップとして、私は日本語をなるべく自分の生活圏から追い出すことを意識しました。留学中、1日、日本語のみを使った翌日は、英語が出てこないことが何度かあり、英語脳・日本語脳でいる時間のバランスが影響しているのではないかと思うようになったからです。数日、筋トレを怠ると、筋肉が衰えるような状況でしょうか。

　またアメリカ留学中に、一人のある日本人と出会ったのもきっかけになりました。彼と車をシェアしていたのですが、彼は英語を上達することに対する情熱が人一倍高く、日本語を一言も使わない日を作るために、日本人2人でも英語のみで会話をしていました。彼が先に日本に帰ってからも、彼から受けた刺激を糧に強い意志で英語の勉強を続け、私の留学期間のラスト5週間は、日本語を一言も発さない・聞かないという挑戦を勝手に行い、達成しました。ちなみに、私は現在アメリカで医師として臨床留学してからも、この記録をまだ超えられていません。


　帰国後の私は、人といる時は日本語で会話することは避けられないので、家にいる間は日本語に触れないようにしました。英語脳でいる時間を少しでも増やすため、日本のテレビは見ないようにし、スマートフォンやインターネットの設定を英語にし、邦画すら英語

吹き替えで見るほど徹底しました。そこまですると苦行ではないかと思う方がいるかと思いますが、実は習慣になってさえしまえば全く苦ではなく、むしろ自宅で、日本語で考える瞬間に違和感を抱くようになりました。これも筋トレ好きな人がジムに行かないと気持ち悪く感じる状態と似ているのではないでしょうか。英語は机に座って勉強という固定観念から抜け出し、いつでもどこでも日常生活の中で語彙や文法力を高め、英語の反射神経を向上させることができた英語思考法は、自分にとって最適な方法でした。

## 平均的な1日のスケジュールと英語学習内容

| 時間 | スケジュール | 学習内容 |
|---|---|---|
| 7:00 ～ 8：00 | 通勤<br>（病院へ） | 英語思考法で考える。通勤中は英語のPodcast を聴く。 |
| 8:00 ～ 18:30 | 病院勤務 | 勤務、隙間時間は英語思考法で考える。 |
| 18:30 ～ 19:00 | 通勤<br>（自宅へ） | 英語思考法で考える。通勤中は英語のPodcast を聴く。 |
| 19:00 ～ 23:00 | 帰宅 | 英語のみ生活を行う。 |

# 3．私の英語学習教材

**ここがポイント**

☑ バイブルはアメリカドラマの『Friends』。
☑ アカデミック英語は、英語思考法に加えて別に勉強する時間を。

　私がハマったのは、アメリカの超有名ドラマシリーズ『Friends』でした。日常英会話を学ぶのに、これほど良い教材はありません。なんと言ってもこのドラマの醍醐味は面白いことです。放送は既に20年ほど前に終了しているにもかかわらず、このドラマを知らないアメリカ人は見つけられないほどです。英語表現やリスニングのみでなく、アメリカ文化やジョークも同時に学ぶことができました。全部で10シリーズ、合計236エピソードと膨大ですが、基本的に1話完結型で20分程度なので飽きることなく見られます。自分が

行っていた勉強法としては、1周目に英語のみで見る、2周目に英語字幕をつけて適宜分からない表現を一時停止しメモをとり調べる、3周目はメモを目で追いながら再度英語音声と字幕で見る、そして4周目には英語音声のみで再生して覚えた表現を確認、といった具合で1話を4周しながら、少しずつ見ていきました。ぼんやりと英語でドラマを見ているだけでは、ほとんど頭に残りません。あくまでもこれは勉強の一環として行っていたので、一つ一つの言葉を丁寧に拾い、ドラマ中に散りばめられている数々の英語表現を習得するように努めました。例えば「（トイレを）流す」は、英語で「Flush」と言います。Friends を見てこの単語が出てきた際に、「どうしてこんな日常表現を今まで知らなかったのだろう」と驚いた記憶があります。日常表現でありながら、なかなか日本では学び難い多くの英語表現を、『Friends』を通して見つけられました。現実的に1話を4周するのは結構な時間と労力がかかるため、忙しければ3周でも2周でも構いません（でも、表現を覚えるために最低2周はしてほしいところです）。休日の数時間を使って行うと、とても意味のある勉強法になると思います。

一方、アカデミックな英語を学ぶために使っていたのは『CNN English Express』（朝日出版社）というリスニング教材です。抜粋された海外ニュースを用いてリスニング力や語彙力を鍛えることができます。時事問題に関する英語を勉強するのは英語思考法やドラマでは困難なので、それを補ってくれるのにとても適した教材でした。問題集もついているため、集中力も持続しやすく楽しく取り組むことができました。

また、研修医の時は、片道20〜30分程度の車通勤でしたので、その時間に必ず Podcast の英語のニュースを聴きながら車内で時々シャドウイングも行っていました。一番聴いていたのは「ABC World News Tonight」です。こちらは主にアメリカの時事問題を

取り扱っており、アメリカ英語です。私はイギリス英語も聴き慣れておきたかったので、BBC の「Global News Podcast」も聴いていました。両者とも基本的に毎日更新され、長さも 20 分程度で、通勤にぴったりでした。他に、時々聴いていた Podcast は「バイリンガルニュース」というもので、英語ネイティブと英語が話せる日本人が日本語と英語を織り交ぜながら 2 人でニュースを議論する内容です。比較的日本語の割合が多く 2 人のやりとりにホッとできるので、英語漬けに疲れた時に聴いていました。

　最後になりますが、TOEIC や TOEFL といった資格を必要とする方も多いと思いますので、自分が行った勉強法をお伝えします。
　TOEIC に関しては、TOEIC 模試が 3 〜 5 つ程度入った教材を購入し、全ての試験を 3 周しました。いざ勉強を始めると様々な教材を購入したい気持ちになりますが、1 回教材に触れるだけで知識を身につけることは困難です。また、うろ覚えの英語表現はリスニングで聞き取れず、読み書きもできません。「これ」と決めた教材を何度も繰り返し行い、全ての表現を記憶して、3 周目には全て正解を取れるような心構えで行いました。

　TOEFL 対策としては、TOEIC と同じく模試を繰り返し勉強する方法に加えて、単語帳（『TOEFL テスト英単語 3800』／旺文社）を使いました。これは語学留学前に購入したので、かれこれ 7 〜 8 年使用しています。未だに覚えられない単語もありますが、TOEFL 特有の難解な英語に対応するために、この単語帳は必須だと感じています。ちなみに、日本人でありながら流暢に英語を使いこなしている ATSU さんという方が TOEFL に役立つテンプレートやコツを無料のウェブサイトにまとめてくれています。受験前、特にライティングとスピーキングの型を勉強する際に大変重宝しました。「Atsueigo TOEFL」と検索すると見られます。おそらく TOEFL 85 点程度を対策なしでとれるレベルでしたら、英語の底力は十分にあ

り、コツさえつかめば 100 点を超えられるのではないかと思いま
す。細かいテクニックは「Atsueigo」のウェブサイトをご参照くだ
さい。ちなみに、このサイトには TOEIC に関しての記事もあります。

## オススメの学習教材

| 教材 | 解説 | QR |
|---|---|---|
| ドラマ『Friends』 | ニューヨークに住む若者の男女 6 人が織りなすコメディドラマ。一人一人のキャラクターが最高。日常の英会話表現が豊富に学べる。 | ― |
| Podcast「ABC World News Tonight」 | アメリカのニュース番組。週に数回更新され、本場の英語のスピードでリスニングが行える。難易度は高め。 | ― |
| Podcast「BBC Global News Podcast」 | イギリスのニュースでイギリス英語のリスニングを学びたい人に最適。難易度は高め。 | ― |
| 『CNN English Express』（朝日出版社） | リスニング教材。毎月出版される。スマートフォンのアプリでもリスニングができ、問題集や単語帳もついている（有料）。 | ― |
| Atsueigo | TOEFL など英語試験に関する考察やコツがウェブサイト上に記載されている。英語の底上げには向かないが、受験のテクニックを学ぶのに重宝する。他にもいろいろな記事があり、英語学習のモチベーションが上がる。 | |

アメリカでの「レジデンシー」は、日本で言う「後期研修プログラム」相当です。我々のような研修医のことを「レジデント」と呼びます。アメリカでは日本のような卒後の初期研修システムがないため、Medical School の 3・4 年目（アメリカの Medical School は合計 4 年です）のローテーションが、日本の初期研修と学生実習の中間に相当します。以下に、私のとある 1 日のスケジュールを表にしました（表 2）。

表 2　とある 1 日のスケジュール

| 5:15 〜 | 起床 | カルテチェック |
|---|---|---|
| 6:30 〜 | 出勤 | 引き継ぎ |
| 7:00 〜 | 回診 | 検査結果チェック |
| 8:15 〜 | カンファレンス | ― |
| 9:00 〜 | 本回診 | 退院手続き |
| 12:30 〜 | コンサルト、雑務 | 入退院手続き |
| 15:30 〜 | カルテ記載 | 入退院手続き |
| 17:30 〜 | 夜間帯引き継ぎ | ― |
| 18:30 〜 | 帰宅 | ― |

※回診：レジデントが一人で担当患者の部屋に入って診察をすること
　本回診：チームメンバー全員で全ての患者の診察をして計画を立てること

日本と異なる点は、①シフト制、②オフがしっかり確保できること、③2 週または 4 週ごとのローテーションになっていることです。

## 1. シフト制

レジデンシーは 1 週間の勤務時間を 80 時間以内に抑えなければ

病院管理上の問題になります。そのルールにより、勤務時間はそれ以下に抑えられています。良い部分は後述しますが、80時間ルールの弊害とも言えるのが、厳しい時間の制約です。日本の看護師のように、アメリカのレジデントの病棟勤務は完全シフト制であり、夜勤の引き継ぎまでに日中の仕事を全て終わらせる必要があり、それは大きなプレッシャーとなります。特にレジデンシーの1年目（別名「インターン」）は、とてつもない量の雑務を強いられます。看護師やコンサルトした専門科からの鳴り止まないコール、患者さんの急変、家族の不安や不満への対応、薬剤処方、保険書類の処理、入退院手続き、退院後の外来予約など時間に追われ、食事はおろかトイレにすら行けない日もあります。私の職場では、自分以外の同期は全員アメリカ人で、英語にも医療システムへの理解にも問題はないにもかかわらず、ほぼ全員が1年目に涙を流していました。それほどまでに勤務中の負荷は大きいのだと感じます。

## 2. オフがしっかり確保できること

　アメリカのレジデンシーでは、年間休暇が3週間もしくは4週間確保されています。多くのプログラムでは、年度初めに休暇日程が発表されるので、周りを気遣い有給を使いづらいといったことはありません。私のプログラムでは2週×2回の休暇があります。なお、日常業務におけるオン・オフという意味では、日勤から夜勤への引き継ぎを終えたら、ぴたりと連絡が来なくなります。たとえ患者が亡くなるような状況であっても、シフトの時間外だとその連絡すらありません。切り替え制度が確立されているため、自由に使える時間は日本より多く、その時間に友人と遊ぶもよし、自主学習や研究に割くのもよし。これはアメリカでトレーニングする上での大きなメリットの一つと言えそうです。またアメリカでは、上司が帰るまで病院にいなければならないという文化もないので、引き継ぎが必要な病棟業務でなければ、レジデントは仕事が終わるとすぐに帰宅します。むしろ、特別な理由もなく病院に残っていると不思

議がられます（なお、私のプログラムはレジデント部屋がないため、そもそも残れる場所がありません）。

### 3. 2週または4週ごとのローテーション
　専門科によって異なりますが、小児科では外来ローテーション、入院ローテーション、救急ローテーションなど、2週もしくは4週ごとに仕事内容が完全に切り替わります。日本の市中病院のように入院患者を持ちつつ、午前中に外来を、午後に検査や手技を行い、夜は救急外来を担当するといったマルチタスクは求められません。こうしたローテーションが確立しているため、表2（→ P.76）に記載したような毎朝5時起きで週末まで勤務のハードな1か月もあれば、専門外来を見学するのみの緩い1か月もあり、忙しさはまるでジェットコースターのように変動します。

（松浦　有佑）

## ながら勉強で
## 英語を生活の一部に

仁科 有加

【厚生労働大臣指定法人・一般社団法人いのち支える自殺対策推進センター 国際連携室】

# 1. 私の英語学習歴

**ここがポイント**

✔ 医療英語を介して英語を学ぶ。

✔ 英語は目的ではなく手段。英語を使って何をしたいか考えよう。

## 英語学習タイムライン

| 中学時代 | 学校での英語学習にハマる。教科書付属の CD を繰り返し聞き、趣味で日記を書いたり、シャドウイングを始めたりする。 |
| --- | --- |
| 高校時代 | 英語のインタビューを聞くなど、国外の様々なアクセントに触れるものの、次第に受験英語の勉強だけになっていく。 |
| 大学〜<br>20 代後半 | 英語の授業もなくなり、英語は年 1 回の海外旅行で使う程度となる。文法や簡単な単語も忘れていく。最も英語力が落ちた時期。 |
| 後期研修医時代 | アメリカの病院でエクスターンシップの機会を得る。簡単な問診を繰り返し、医療英語を通じて英語のリハビリを始める。 |
| 大学院進学前後 | 語学試験対策でオンライン英会話を始め、会話に慣れていく。入学後、卒論を書きながらライティングを学び直す。 |

「いつか海外で暮らしてみたい。」 英語を話せる友人を見て、幼い頃からバイリンガルやバイカルチャーに漠然とした憧れがありました。中学時代には英語学習がとても楽しく、英語で日記を書いてみたり、英語の CD を聞きながらシャドウイングをしてみたり、「ハ

リーポッター」を英語で読んでみたりと、いろいろ興味を持ったものを試していました。あれこれ挑戦してみたものの、飽きっぽい性格のため、残念ながら長く続けられたものはありませんでした。高校に入ると、大学受験に必要な英語学習だけを続けながら、一方で「いつか留学したい」と考えていました。国外での大学進学について考えた時期もありましたが、現実的な計画には至りませんでした。

　大学入学後は英語を学ぶ機会もなくなり、医師になって3年目の後期研修が始まるまでは、英語を使う機会と言えば、年に1回の海外旅行で簡単な会話をする程度でした。後期研修医になると、それまでと一変し、英語で論文を読むことが勧められ、また海外で臨床留学を目指す人にも出会いました。そして思いがけず、アメリカでエクスターンシップを行う機会を得ることになり、これが私の英語学習において、ある意味でのターニングポイントになったように思います。

　エクスターンシップはわずか6週間程度、学生同様に病院で研修を行いましたが、はじめて海外で英語を話さなくてはならない環境に送り込まれ、長年放置していた英語の知識があまりにも使い物にならないことを思い知らされました。英語が大好きだった時期を思い出すと、非常にショッキングでしたが、一方で、基本的な問診と診察に必要な英語を覚え、患者さんに毎日話し続けることで、医療英語を通じてコミュニケーションがとれることの喜びを感じることもできました。

　この経験を機に、もっと英語を話す環境で働いてみたいという気持ちが生まれ、ケニアでの医療ボランティアに参加し、国外のクルーズ船の船医も経験しました。日本国内でも英語を話す機会を求めて、海外からの留学生とシェアハウスで暮らしたこともあります。少しずつ英語を話し、異文化にも触れる機会を得て、それなりに満足し

ていましたが、やはりコミュニケーションの基本である言語理解は
必須と感じ、「より英語が自由に使えるようになりたい」と考える
ようになっていました。すでに医師となって6年目で、もはや中学・
高校生の頃のように英語だけを学ぶ時期ではないと感じ、英語が使
えるようになった先に期待することをイメージするようになりまし
た。最終的に、当時関心を持っていた公衆衛生を英語で学ぶという
選択をし、この決断のおかげで否が応でも、毎日英語で生活を送る
ことになったのです。リハビリ中の英語で挑むにはかなりの飛躍が
あることは認識していましたが、長らく憧れていた「いつか留学し
たい」にはちょうど良い機会にも思えましたし、医師として、そし
て人生の視野も広がると思われる選択に、迷いは全くありませんで
した。英語が理解できるようになってくると、英語を話す人のバッ
クグラウンドや、その国の文化にも関心が広がり、そして自分を客
観的に見るきっかけとなります。英語学習も異文化理解も、日々生
き物を扱うように終わりは見えません。これからも私自身、模索し
ながら、英語とともに成長したいと思っています。

## 2. 私の英語学習時間

**ここがポイント**

✅ 英語は机に向かって勉強しない。
✅ 日常生活に英語を最大限に取り入れる。

　社会人になってからは、英語の学習のために時間を割くというこ
とがほとんどなかったように思います。その代わり、○○しながら
英語を学習する「ながら英語学習」をほぼ毎日行ってきました。
　実は、高校生の頃から、帰宅後に20〜30分のジョギングと就
寝前にストレッチを行う習慣があり、体を動かしながら英語のリス
ニングや英単語の暗記など行っていました。この習慣は自分の生活
に定着しており、研修医の忙しい時でもほぼ欠かさず行っていまし
た。その他にも、電車通勤していた時には、車内で英語の本を読ん

だり、自宅でお風呂に浸かっている間は好きな YouTube のコンテンツを英語で見たり、1日に合計1〜2時間程度は英語に触れていたと思います。この「ながら勉強法」は特別に意識してきたわけではないのですが、長い間、私の習慣になっており、日常生活とともに自然と継続することができました。特に臨床現場で働いていた時は、帰宅してから机に向かって勉強する体力もなかったので、このように何かをしながら英語に触れる方法は、負担なく続けることができていたと思います。

　大学院に進学してからは、毎日英語漬けで、英語が堪能な同級生に圧倒されていました。インタラクティブに参加することが求められる授業で、パッと思いついたことがすぐに英語で発言できず、損をしていると感じることもしばしばありました。日本国外に出ると、多くの日本人は、その謙虚さと会話のペースの違いから聞き手に回りがちで、そのリアクションが「無関心」「協力的でない」と受け取られてしまうことがあります。一対一の会話と比べ、集団での会話は話題の展開が早く、会話の内容よりも英語の理解に意識が向いてしまうため、どうしても反応が悪くなってしまうようです。そして典型的な日本人は、会話を遮って発言をすることに慣れていないことも影響しているかもしれません。

　この状況を打開したく、日常的に英語で物事を考える習慣をつけようと、なるべく英語に囲まれた生活を送れる環境に変えました。例えば、携帯やノートパソコンの言語設定を英語に変えたり、何か調べ物などをする時は日本語を使わずにあえて英語で調べたり、YouTube も英語で発信しているものだけを見たりといった具合です。さらにバイリンガルの友人とは、英語でメールやテキストを送り合ったりしていました。これによって自然と英語で考え、アウトプットする機会を増やすことができたと思います。

このように、英語学習のためだけの時間を新たに設けることなく、英語に触れる時間を確保しました。また授業では、事前に予習をして話題で迷子にならないよう、そして、自分なりの意見を持って何かしら発言ができるよう、事前に準備をするようにしました。これによって、授業への貢献度を改善することができたと思います。

　英語学習は長期戦です。試験勉強では、短期集中で乗り切れることも多いと思いますが、それでは本当に英語を身につけることはできません。短期間で英語を習得しようとするよりも、「英語に触れることをやめない」作戦が大事だと考えます。サボると確実に能力は落ちていき、回復にはその何倍かの時間を要します。一方で、毎日少しずつでも続けていれば、時間はかかっても、確実に効果が現れるはずです。長い道のりの中で、思うように学習時間を確保できず、成長が感じられず、モチベーションが下がってしまう時期もあるかもしれません。それでも継続すれば後退することはない、いつか必ず結果がついてくると信じて、細々と「ながら学習」を続けていくことをお勧めします。

## 平均的な1日のスケジュールと英語学習内容

| 時間 | スケジュール | 学習内容 |
|---|---|---|
| 8:30 ～ 9:00 | 朝の準備 | BBC や『The Times』の新聞などで、ニュースをチェック。 |
| 9:00 ～ 19:00 | 在宅勤務 | 仕事で英語論文や記事を読む。分からない英単語を調べ、Google 翻訳の保存機能を使ってストック。 |
| 19:00 ～ 21:00 | 夕食、家事 | Podcast を聞きながら作業。飼い猫にも英語で話しかける。 |
| 21:00 ～ 23:00 | スポーツ | ジムでトレーニングしながらニュースを聞いたり、YouTube で英語コンテンツを見たりする。 |
| 23:00 ～ 25:00 | フリータイム | 試験前はその対策の勉強をする。時間があれば英語で映画鑑賞。内容が分からない時は英語字幕を利用。 |

# 3. 私の英語学習教材

**ここがポイント**

✅ 使いやすく、レベルに見合った教材を選択する。
✅ インプットとアウトプットをバランス良く。

　英語を学ぶ際、私が最も活用してきたのは、YouTube と Podcast です。これは「ながら英語学習」とも相性が良く、英語を学習していると意識せずに、負担なく多くの英語に触れることができますし、もちろん、何かをしながらでも手軽に英語を聞くことができます。これまで様々なコンテンツを視聴してきましたが、それらは必ずしも英語学習用とは限らず、ドキュメンタリーや医療系の Vlog、建築やアート紹介など、ランダムに興味を持ったものを視聴しています。

　YouTube では、テレビを見るように、興味のある英語のコンテンツを選択し、分かりにくいと感じる時には字幕をつけて視聴します。一方、容易に理解できると思う時は 1.25 倍速にするなどして

時間節約とリスニングのトレーニングを行っています。

　また、語学試験の前には、ネイティブの人が話す英語を積極的に聞き、試験対策の動画を視聴し、自分に足りない部分を重点的に学習してきました。

　また、イギリス医師資格試験の準備中は、試験に関するコンテンツも多く視聴しましたが、同時に自分と似た境遇にある人の体験談を動画で見ることで、モチベーションを保つようにしました。

　内容は何でも構わないと思いますが、個人的に注意していることが一つあります。それは、なるべく自分の英語レベルに合っているものを選ぶことです。英語そのものが理解できず、例えば映像などから内容が推測できるとしても、少なくとも半分以上は内容が理解できるものを選びましょう。それ以上分からない場合は、そもそも語彙力が足りない可能性があり、ただの聞き流しになってしまうからです。また、スピードを落としても十分に理解できない場合は、字幕をつけ、分からない単語は調べるなどの作業も必要です。なお、ネイティブ同士のざっくばらんな会話ではスラングが多いせいで理解ができないケースもあります。そのような場合は、ドキュメンタリーやナレーションのあるコンテンツを選ぶと良いでしょう。

　以上は、主にインプットのトレーニングになります。アウトプットのトレーニングでは、私はオンライン英会話を活用しました。これまで、いくつかのサービスを試してきましたが、最も長く利用したのは「Cambly」という会社のサービスです。講師の出身地、つまり英語の訛りを選択でき、柔軟にスケジュールが組めるので、非常に便利でした。私は多い時で、週に2〜3コマ、1回30分程度のレッスンを行っていました。会話レッスンは、英語で考え、会話を組み立てるという作業を瞬時に行います。そのため、効率良く、英会話力が上がったと感じました。なお、私は、様々な話し方や話題に慣れるため、特定の講師を選択せず、ランダムに講師を選んで

いました。そして、時事問題や医療問診、趣味、旅行の話など様々なテーマでレッスンを行いました。また、このレッスン中、話の内容が通じても、より適切な言い方があれば教えてもらうこと、そして、間違いがあれば話を中断してでも指摘してもらえるよう、事前に講師にお願いしていました。より自然な言い方を学ぶためには、このような地道な作業も必要だと思います。

## オススメの学習教材

| 教材 | 解説 | QR |
|---|---|---|
| 『The Culture Map』(PublicAffairs) | 英語学習書ではないが、国外の一般的な文化の違いなどについて解説されている。国外で自分が経験するであろうカルチャーショックへの心構えに良い。「異文化理解力」というタイトルで日本語訳あり。 | — |
| Podcast「BBC news Podcast」 | 1日分が20〜30分程度。ながら英語学習に良い。 | — |
| Zero to Finals | 医学生向けのオンライン医学教材。医療単語を、イラストを見ながら学習可能。Podcastもあり。 | |
| YouTube『English Speaking Success』 | IELTS対策コンテンツ。英語が聞きとりやすく、リスニング初心者にもお勧め。 | |
| Cambly | 講師は世界中におり、時差を気にせず、いつでも受講が可能。 | |
| E2 Language | 医療英語試験「OET」の詳しい解説がある。また、医療単語の基礎レベルから問題が構成されている。独学したい方向け。 | |

## Column ▶ イギリスの国家試験

　アメリカと比べると、イギリスの臨床留学については、日本では
あまり知られていないと思いますが、アメリカ同様、イギリスは国
内で就労する医師のうち海外の医学部卒業者の割合は少なくありま
せん。経済協力開発機構（OECD）によると[1]、国内の全医師数に
占める海外出身の医師の割合は、イギリスで約33%、アメリカで
約30%です。なお、イギリスで働く国外出身医師は、インドやパ
キスタンなど、英語を公用語または準公用語とする国や、ヨーロッ
パ圏出身の医師が多い印象です。

　イギリスで医師として働くには、General Medical Council（GMC）
という日本の医師会のようなところに医師として登録される必要が
あります。イギリス国外で医学部を卒業した場合、この登録資格を
得るにはいくつかルートがありますが、王道は、語学試験に合格後、
「PLAB（Professional and Linguistic Assessments Board test）1
& 2[2]」（表3）を受験するルートです。語学試験は、IELTS 7.5 も
しくは OET Score B を取得し、原則2年以内に先述2つの PLAB
に合格する必要があります。PLAB1 は日本の国家試験のような医
学知識を問う多選択肢問題、PLAB2 は実技試験で、それぞれ近年
の合格率はおおよそ65〜70%です。なお、PLAB1 は医学部卒業
資格を得てから受験が可能になり、PLAB1、2 の順にしか受験で
きないところがアメリカの USMLE との違いです。いずれも日本国
内での受験はできず、PLAB1 はオーストラリアを含む数カ国に試
験会場があり、PLAB2 はイギリスのマンチェスターのみで受験が
可能です。また、この PLAB1 & 2 は、イギリスの初期研修1年目
修了程度にレベル設定されているため、医学的な知識に加え、イギ
リスの基本的な医療システムや文化をある程度理解している必要が
あります。一方で、これからイギリス医師試験対策をされる場合は、
試験様式の変更が予定されているため、注意が必要です。2025年

からは現行の PLAB 試験が廃止され、UKMLA というイギリスの医学部出身者と同じの試験を受けることになります。筆記試験と実技試験の構成は変わらないようですが、対策方法は変わってくる可能性があり、情報収集を十分に行う必要がありそうです。

表3 PLAB1 & 2について

|  | PLAB1 | PLAB2 |
|---|---|---|
| 試験内容 | 主に臨床知識を問う多選択肢問題 | 主に医療面接などの実技試験 |
| 問題数 | 180問 | 16シナリオ |
| 試験時間 | 180分 | 190分 |
| 試験頻度 | 年4回 | 週3〜4回 |
| 試験会場 | イギリス、オーストラリア、カナダなど16か国 | イギリスのみ |
| 合格点 | 得点70％前後 | 10ステーション合格かつ合計基準点以上 |
| 受験資格 | 医学部卒業後かつ IELTS または OET 合格後2年以内 | PLAB1 合格後2年以内（ただし、合格後の医師登録の際にも有効な語学試験結果が必要） |

　さて、これらの試験勉強法についてですが、ここでは PLAB1 & 2 に絞って、私の経験をもとにご紹介します。まず、PLAB1 は医学知識を問う180問を180分で、選択肢から回答するというシンプルな筆記試験です。私はテキストを読むよりも問題を解きながら学ぶスタイルが好きなので、「Plabable」（https://plabable.com/）というオンライン教材を使って試験対策を行いました。過去問をベースとした類似問題が約2,500問あり、解説も最新のガイドラインなどをもとに頻繁にアップデートされているため、これだけで試験に必要な知識の整理は十分可能だと思います。なお、問題を解いても、理解が不十分だと感じる時は、イギリスの国民保健サービ

ス NHS のウェブサイト（https://www.nhs.uk/）や NICE ガイド ライン（https://www.nice.org.uk/about/what-we-do/our-programmes/nice-guidance/nice-guidelines）を参考にしていました。レベルとしては日本の国家試験を臨床的に少しややこしくしたくらいの印象です。勉強に要する時間は、それぞれの臨床経験と基礎知識量によりますが、倫理的な出題もあるため、イギリスの医療文化やシステムについて、類似問題などで慣れておく必要があります。試験は年に 4 回開催されますので、それに合わせて計画を立てると良いでしょう。

　PLAB2 は 16 のブースに設定された課題を実際の患者さん（もちろん役者です）に、それぞれ 8 分間で対応し、問題解決をするという実技試験です。内容は医療面接や身体診察、救急対応、学生への教育、クレーム対応などバラエティーに富んでおり、「①情報収集と分析力」「②臨床管理力」「③対人能力」の 3 つの項目に沿って評価されます。最も頻出の医療面接のブースでは、問診、診察・検査プランの説明、診断・解説、マネジメントといった基本的な問診の構成に沿って対応し、PLAB1 の医学知識に加えて、イギリスでの医療システムをより正確に理解し、患者さんに説明できるよう練習しておくことが必要です。一人で練習する際の私のお勧めの教材 は、「Geeky Medics」（https://geekymedics.com/top-tips-for-passing-the-plab-2/）と「i-medics」（https://i-medics.co.uk/index.php?route=common/home）の動画です。それぞれイギリスの学生とイギリスで勤務する医師が作成しており、イギリス英語に触れながら診察スタイルを身につけることができます。実際の練習は一人ではなかなか難しいので、私は受験者同士のメッセージツール「WhatsApp」のグループで練習相手を見つけ、オンラインで練習していました。患者・医者役に分かれて実際の試験のように時間を計りながらロールプレイを行い、改善点を指摘しあったり、ガイドラインなどを一緒に調べながら準備しました。練習をする中で難しいと感じた点は、時間が限られる中、少しでも患者さんの要望を引

き出し、適切かつ患者さんが求めているであろうアドバイスをすることです。実際の試験では、患者役のスタッフが受験者である医師と信頼関係が十分にできていないと感じると、重要な医療情報を話してくれないこともあります。また、医学的に正しい内容を説明しても、患者さんの要望に沿っていないと評価してもらえないようです。医学知識はもちろん大事ですが、いかに医療者としてコミュニケーションを取り、適切な対応で現場をマネジメントできるかが最大のポイントと感じます。

　なお、最新情報などは GMC のウェブサイト（https://www.gmc-uk.org/）で確認してください。実際に海外の医学校卒業生（IMG）で、現在、イギリスで医師として勤務している医師が作成している「Road to UK」（https://roadtouk.com/）や「The Savvy IMG」（https://thesavvyimg.co.uk/）というサイトはイギリスで医師として働くために必要な情報が分かりやすくまとめられているので、補助的に参考にされると良いと思います。

【参考文献】
1) Recent Trends in International Migration of Doctors, Nurses and Medical Students.
   https://www.oecd.org/health/recent-trends-in-international-migration-of-doctors-nurses-and-medical-students-5571ef48-en.htm
2) PLAB 1&2.
   https://www.gmc-uk.org/registration-and-licensing/the-medical-register/a-guide-to-the-medical-register/full-registration

（仁科　有加）

# Case 6  41 歳からの英語学習

近澤 研郎
【自治医科大学附属さいたま医療センター 産婦人科】

## 1. 私の英語学習歴

**ここがポイント**

- ✔ 中年になっても英語は始められる。
- ✔ 受験英語の過去の経験があれば誰でも始められる。
- ✔ 英語学習を習慣化する。
- ✔ やる気がある人の中に入り、自分自身の中のやる気を引き出す。

### 英語学習タイムライン

| | |
|---|---|
| 大学時代 | 受験終了とともに英語は忘却の彼方へ。ほぼ部活のみの日々。 |
| 初期・後期研修 | たまに論文を読む時に辞書で医療英単語を調べる。英語が必要な診療から逃げる。 |
| 医学博士取得、医師10年目 | 論文を書く時に辞書を引きながら必要な単語を調べる。読む論文の本数が増え、それなりに読み書きができるようになる。 |
| 医師15年目 | 国際学会での発表がうまくできないことを痛感。スマートな質疑応答の必要性に迫られ、医療英会話の習得にチャレンジ。医療英語学習プログラムに参加する。 |

　私は、国内の地方の大学の産婦人科大学医局に所属し、専門医を取得。博士号を取り、論文を書き……と医局のレールに乗ってきた典型的な日本人医師です。留学経験はありません。

　ただ、医師10年目を過ぎたあたりから、国際的なガイドラインはほぼ欧米の医師によって編集され、アジア人が編集委員に入らず、

世界の医療の重要な流れはほぼ欧米の医師により作られている、という現状が分かってきました。日本人の手術は本当に丁寧で綺麗で、外科系医師ならば、それを誇りに思って良いはずです。しかし、手術の論文を書いても学会でのアピール力がないと、なかなか引用してもらえず、また、そもそも知ってもらえません。国際学会では、欧米の重鎮・著名人がSNSを駆使し、全方向に研究業績をアピールしているのを見て、自分の英語力はこのままで良いのか疑問を持つようになりました。そして学会に行くたび、自分の憧れの医師が手術も上手な上、欧米人の押しにも負けず、国際学会でディベートしている姿を見て、私も「いつか、こんな風になりたいな」とぼんやりと思うようになりました。

　そのような時、私はSNSで医療英語学習プログラム『Medical English Hub』を知りました。説明会に参加し、面白そうだなと思い、参加を決めました。そのプログラムではスピーキング、文法、模擬診療、医療論文の読み方、プレゼン、ディスカッションが学べました。参加者は医・歯科医、獣医師、薬剤師、看護師と様々で、年代も学生〜50代と幅広い層からでした。また、かつて大学受験をした英語力があれば、ついていける内容でした。

　勉強の成果を感じられたのが、「模擬学会のプレゼン」と「グループコーチング」です。まず、「模擬学会のプレゼン」ですが、プレゼン中に詰まっても、質疑応答中にフリーズしても否定はされません。適切な助言が受けられ、心理的安全性が保たれています。また、模擬学会発表の原稿は、ネイティブの先生にチェックしてもらい、お手本となる音声をもらうこともできました。
　次に「グループコーチング」は、受講者内グループに分かれ、日々の英語学習の成果を報告し合います（図3）。そこで、「今週は○○をどこまでやります！」と宣言して勉強を始め、毎週確認することで、互いにモチベーションを高め合います。やる気のある人たちが

集まるグループで、自分がサボっても、宣言通りにやり遂げる同期が何人もいました。その姿を見て、「自分も負けていられない。自分より忙しそうな方がこんなに時間をやりくりしている」と思わされ、意志の弱い自分が英語を続けるのに役立ちました。英語学習は個の学習になりがちです。自分の勉強法が良いのか、正しいのかは分かりにくいです。しかし、グループの中でうまくいっている人の方法を真似たりすることで、自分の勉強法を確立できたように思います。修了後も英語学習の習慣は身につき、無事、国際学会で、何度も安定した発表や質疑応答ができるようになりました。

　なお、英語学習の習慣を変えるには「時間配分を変える」か「環境（付き合う人）を変える」かの2つが重要だと考えます。

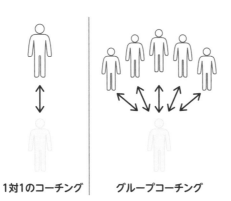

1対1のコーチング　　　グループコーチング

図3　グループコーチング
グループコーチングでは、他の人の勉強法を真似できる（①自分の作れる時間でできることを取捨選択できる、②自分であれこれ悩み試すより、失敗談・成功談が聞ける分、効率が良い）。

## 2. 私の英語学習時間

ここがポイント

☑ 通勤時間をフル活用。
☑ 耳はだいたい空いている。

多くの臨床医は院内の仕事に忙殺されているはずです。そのため、隙間時間・空き時間をいかに有効活用するかがポイントになります。私の場合、隙間時間・空き時間は電車通勤です。そこで通勤中に参考書を読んだり、Podcast や YouTube で勉強したりするようにしています。なお YouTube は、字幕表示で見ています。また、ノイズキャンセリングつきのイヤホンを使用し、電車の雑音をシャットアウトしています。本気を出す、自分を追い込む、耳を大切にするために購入しました。そして通勤は、英語学習の「トリガー」として活用することができます。その機会が必然的に訪れるため、習慣化に最適です。

### 平均的な1日のスケジュールと英語学習内容

| 時間 | スケジュール | 学習内容 |
|---|---|---|
| 7:00 ～ 7:30 | 通勤（病院へ） | 歩行時は Podcast でリスニング、電車内では YouTube。 |
| 7:30 ～ 18:00 | 病院での勤務 | — |
| 19:30 ～ 20:00 | 通勤（帰宅） | 歩行時は Podcast でリスニング、電車内では YouTube。 |
| 20:00 ～ 21:00 | 夕食 | — |
| 21:00 ～ 22:30 | 夕食後 | 勉強・学会スライド・論文作成。 |
| 22:30 ～ 23:00 | 寝る前 | 英会話のノート復習。 |

## 3．私の英語学習教材

**ここがポイント**

☑ アウトプットを重視した教材を使う。
☑ スマートフォンに入れられる教材を持ち運ぶ。
☑ 学術誌の Podcast と YouTube は無料でお得。

まず、『どんどん話すための瞬間英作文トレーニング』（ベレ出版）ですが、初学者に適した教材です。英会話では、論文で見られるような長い文章は不要です。中学レベルの文法で会話はできます。そ

のような簡単な会話文を作るため、参考になる教材です。

　次に「ELSA Speak」は発音矯正に最適なアプリ（有料）です。発音矯正は学習教材のみでは難しく、英会話スクールでも毎回は教えてもらえないところです。正解しなくて悲しい気持ちになることが何度もありますが、それでも徐々に発音が綺麗になっていく印象です。

　Podcast の「NHK WORLD RADIO JAPAN」は、英会話の先生とのフリートークで使う時事ネタとして聞いています。ただ、医療に関係ない単語が出てきて聞き取りきれないことも多いので、Webページ（https://www3.nhk.or.jp/nhkworld/en/news/）でスクリプトを確認しながら聞いています。

　また Podcast には、国際誌の番組もあります。私は産婦人科で、腫瘍と内視鏡が専門なので、「International Journal of Gynecological Cancer」「The American College of Obstetricians and Gynecologists」「Journal of Minimally Invasive Gynecology」「Gynecologic Oncology」「Obstetrics & Gynecology」の Podcast を聞いています。皆さんも、自分の専門分野の Podcast を入れるのが良いと思います。学会のプレゼンのように、ゆっくり話してくれることが多いです。なお国際誌は Podcast だけでなく、YouTube チャンネルを持っていることも多いです。特に International Journal of Gynecological Cancer は、婦人科がんの雑誌ですが、毎月ジャーナルクラブが Zoom で開催され、生のアメリカの抄読会に参加できます。また、その内容を YouTube に上げてくれるので、復習もできます。

　YouTube では『Oxford online English』がお勧めです。様々なシチュエーションの英会話を学べます。また、話すスピードもゆっくりで、スクリプト表示もできます。

なお、YouTuber でお気に入りなのは、Rupa sensei です。オーストラリア人で、洋画の名シーンを切り抜き、英語の発音を勉強できる内容になっています。

## オススメの学習教材

| 教材 | 解説 | QR |
|---|---|---|
| 『どんどん話すための瞬間英作文トレーニング』（ベレ出版） | 初学者に最適。英語で文章を作る時に使用。会話はこれで十分。 | ― |
| アプリ「ELSA Speak」 | 発音矯正のアプリ。 | ― |
| Podcast「NHK WORLD RADIO JAPAN」 | 時事ネタの仕入れに。 | ― |
| 国際誌の Podcast | 『International Journal of Gynecological Cancer』『The American College of Obstetricians and Gynecologists』『Journal of Minimally Invasive Gynecology』『Gynecologic Oncology』『Obstetrics & Gynecology』など | ― |
| YouTube『Oxford online English』 | 様々なシチュエーションの英会話を学べる。 | |
| YouTube『Rupa sensei』 | 洋画の名シーンの切り抜き。洋画が趣味の人にはお勧め。 | |

## Column ▷ 英語圏の学会の乗り切り方

　はじめて参加した国際学会はボロボロでした。質疑応答ではフリーズし、カタコトの英語だったので全く伝わった感じがしませんでした。座長も聴衆も呆れ顔。寒い目で見られていたのは、今でも悲しい思い出です。

　今、思い返してみれば当然のことだったと思います。英語で対話・会話するトレーニングをしておらず、話せるわけがありません。文章を書く能力と会話する能力が全く別であることに気づいていませんでした。

　これから発表される方にお伝えしたいのは、「スピーキング練習なしで国際学会に挑むのは無謀でしかない」ということです。もし国際学会発表を考えるのであれば、必ず英会話を始めるべきです。

　このような失敗に対する悔しさから『Medical English Hub』が提供する英語学習プログラムに参加しました。そのプログラム修了後も英会話を受講し、英語学習の習慣化が確立しました。そして修了後、3か月後には、スライドがあれば、英語講演の内容を追えるようになり、半年後には、スクリプトなしで、専門分野なら学術誌のPodcastが聞けるようになりました。続けていると腕試しをしたくなり、「英語のプレゼン大会に参加してみよう」というやる気も出て、実際に参加しました。そこで培った自信を糧に、今では国際学会で、30分の講演と質疑応答ができるようになりました（図4）。また、英語を話せることで他の先生にも信頼してもらえるようになり、国際学会でビデオセッションコメンテーターを務めさせてもらったり、医療機器メーカーのマーケティングや開発部門と英語でディスカッションしたりする機会を得たりしました。

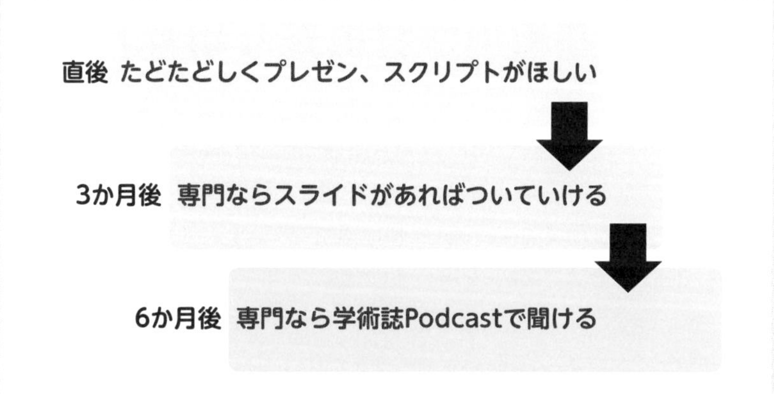

直後 たどたどしくプレゼン、スクリプトがほしい

3か月後 専門ならスライドがあればついていける

6か月後 専門なら学術誌Podcastで聞ける

図4 私の英語学習プログラム参加後の変化

　英語での学会発表・プレゼンを乗り切るには、Case6 に書いた学習教材に追加して、下記 3 つが大切だと思います。

## 1．週に 1 回はアウトプットの機会を作る

　普段から英会話に慣れるのは、学会発表に挑む上で重要です。誤った文法でも良いので、あまり間を置かずに返答ができるよう、意識して英会話を行います（ただし、英会話レッスンなどで直された文法はきちんと直してください）。

　特にアジアの学会では、英語ネイティブではない演者が英語を話し、文法を気にせず話しているのに気がつくはずです。三単現の S はよく飛びますし、アクセントや発音の訛りを気にしていません。とにかくプレゼン中は堂々と「これが自分の英語だ！」という姿勢で発表するのが大切だと分かります。そこに至るには、英会話で自信を得ることが重要です。

## 2．何度もプレゼンの練習。想定質問集を作る

　例えば 30 分の講演の依頼を受けた際、その練習をするのは大変ですが、通しで 10 回・15 回、練習する必要があります。また、想定する質問への回答を準備しておくことも大切です。このように

準備をしておくと、本番でも自信を持って、スムーズに対応できます。また、予想外の質問でも、自分の準備した回答と関連づけて答えることができる場合もあります。

## 3. モチベーションを保ち、学習を継続する

　学問に王道はなく、継続こそが大切です。しかし、それにはモチベーションの維持が鍵になります。私がモチベーションを保つためにしている工夫は、「自分に刺激を与えてくれるようなイベントに出る」「そういった人のそばにいる」ということです。また、それ以上に「居続ける」ことが大切なのかもしれません。オンラインで、出会いの機会は確実に広がりました。私の場合、USMLE に合格したり、大学生で海外実習したりと、自分より若い先生が努力している姿は励みになっています。また、情熱を持って前に進んでいる人の Twitter をフォローすることで、「自分もやらなきゃ」とモチベーションが上がっています。「熱い」人の近くにいると、最初はその「熱さ」に火傷するかもしれません。しかし、徐々にその温度に適応し、自分も「熱く」なれると思います。

　今でもこの 3 つを続けていて、これが自信に繋がっています。特に SNS は私にとって「無料のやる気スイッチ」だと思っています。

（近澤　研郎）

# 薬剤師の英語学習

小崎 彩
【カルフォルニア大学アーバイン校】

## 1. 私の英語学習歴

**ここがポイント**

- ☑人生も英語学習も目標を設定すると進みやすい。
- ☑最低限の準備と、飛び出す勇気を！
- ☑留学のリスクとベネフィットは状況次第。
- ☑英語は一生の壁。英語以外で戦う準備も重要。

### 英語学習タイムライン

| | |
|---|---|
| 高校時代 | 高校2年時、友人に誘われてカナダでホームステイ。日本と違う世界があることを体感し、海外に興味が湧く。通学中に英字新聞を読むも、かっこつけていただけで読めるようにならず。でもとりあえず続けた。 |
| 大学前半 | 通学中は英語と日本語が交互に流れるものをひたすら聴き流すも、効果の実感なし。 |
| 大学後半 | 自分で行き先を決めて短期語学留学。卒業後に海外に出ることを決心。少しでも資金を貯めておくために、英会話スクールなどへは通わず、大学の外国人講師に話しかけに行って、独自で英会話の練習。通学時や研究の間は常に英語を聞いて、英語に浸る環境を作るも、依然として英会話は上達しない。 |
| 大学卒業後 | 「なんとかなるだろう」とカナダへ。海外にいれば英語がペラペラになるのは間違いと痛感。 |
| 20代〜 | アメリカで再出発。カタコトの日常会話はなんとかなるも、仕事に就けるほどではないレベル。外国人用薬学試験の勉強をする。試験に受かったものの、様々な問題が生じ、方向転換。治験コーディネーターとして仕事に就く。 |

数年で日本に帰国するはずだったが、予定変更。アメリカの薬剤師免許取得のため薬学部に入学。普通に英語は話せるものの、ネイティブと比べプレゼン力は低く、論文を読むスピードは遅く、英語の壁はなくならないことを知る。競争率の高い卒後のポジション獲得に向けて、自分をスタンドアウトさせる方法を模索する。

　私の英語学習は行き当たりばったりで、あれこれやっては迷子になり、その場であたふたし、なんとかするという繰り返しだったように思います。そのため、たくさんの遠回りをしました。今、思えば、目標到達点を設定せずに、闇雲に動き回ったことが問題だったと思います。

　「とりあえず英語を」と、明確な目標設定をしないまま、英語の多読・多聞を高校の頃から始めました。大学時代は英語で日記をつけたりもしました。しかし、結局、より良い勉強方法は分からず、英会話のスキル上達には繋がりませんでした。ただ私は「海外に行けばなんとかなる」と考え、情報を収集し始めました。しかし、当時、臨床薬学留学の情報が少なく、日本の教授に聞いても研究留学の経験談しか入手できず、海外にどのような選択肢があるのかは見えてきませんでした。日本にいても、そのような状態でしたので、私は思い切って、英語もろくに話せないまま、今後の道筋も立てないまま、大学卒業直後に日本を飛び出し、カナダへ向かったのです。結局、カナダでは語学学校に通うしかなく、英語も思ったように伸びませんでした。薬学の専門性を伸ばしたいという思いもありましたが、到底無理な状態でした。

　留学の目的や方法、得られることは多岐にわたります。方法としては、大学・施設・団体が主催するものに参加したり、自分でプランを立て英語を勉強しながら放浪したりと様々です。また、留学には、自分の知見や世界観を広げることができ、新たな出会いもあり

ます。そして、英語学習やプロフェッションに対して刺激をもらい、モチベーションも上がると思います。状況が許すのであれば、私は、海外に留学するのも良いと考えます。

　ただ、留学する前に、以下の2つの準備は必要です。まず、できるだけ具体的に目標を立てましょう。その目標によって、英語学習方法も変わってきます。目標が臨床なのか、研究なのか。患者や同僚と話すことか、学会発表や研究者とディスカッションすることなのか。「医療英会話ができるようになりたい」という漠然とした目標だけでは、なかなか到達できません。
　次に、その目標達成に留学が必要がどうかを検討しましょう（例：その留学がどのぐらい役に立つのか、他により良い留学の機会はないのか、目標達成までの時間は足りているのか、他に準備しなければいけないことはないのか、など）。そして、しっかり検討した上で、留学のリスクとベネフィットを天秤にかけると良いと考えます。

　なお、私の海外生活は10年以上になりますが、英語の壁にぶつかることが多々あります。そのたびに、「私だからできることは何か？」と自分の強みを考えるようにしています。

## 2.　私の英語学習時間

**ここがポイント**

☑ 英語のインプットとアウトプットの時間をバランスよく確保する。
☑ 締め切りを設けて自分を追い込み、集中力をアップさせる。

　英語に触れようと思った高校・大学時代は、通学中や料理をしている時などに、英会話を聞き流していました。トータルで費やした時間はかなり多くなりますが、あれが一体、どの程度、役に立ったのかよく分かりません。この時期の失敗は、アウトプットの時間が

なかったことだと思います。

　その反省からアウトプットしようと、リスニングでは聞き流さず、リスニング内容の感想を言ったり、復唱したりしました。車の運転中や入浴時間、食事の準備中など、ブツブツ話していました。この時、頭の中で話すのではなく、小さくても声を出すことが重要です。自分に負荷をかけてください。なんとなく浴びるように英語を聞いているだけで英語が身につくのは、おそらく子供だけだと思います。大人が英語を身につけるためには、アウトプットし、それを評価しながら、具体的な目標に向かって進むのが良いと考えます。

　また、試験前や面接前、プレゼン前と差し迫ったイベントがあれば、気が乗らなくても、やるしかありません。この時の集中力はいつもに比べアップします。そのため私は意図的に、そのような状態を作り出すようにしていました。例えば、実際、試験を受ける予定がない場合でも、友人に「○日までに英語プレゼンを録画して送る」と宣言し、その準備をしていました。また、間に合わない場合はペナルティーを課し、逃げられない状態を作っていました。しかし、追い込まれて逃げ出したい時やどうしてもやる気が出ない時もあるでしょう。そのような時は、原点に戻ると良いと考えます。「なぜ、英語を勉強しようと思ったのか。」自分の原点を思い出してエンジンを入れ直してみてください。

## 平均的な1日のスケジュールと英語学習内容

| 時間 | スケジュール | 学習内容 |
|---|---|---|
| 7:00 ～ 8:00 | 通勤 | 車の中でYouTubeの医療系レクチャーをリスニング。 |
| 8:00 ～ 17:00 | 仕事 | ― |
| 17:00 ～ 18:00 | 渋滞を避けるため、カフェで勉強 | 試験勉強やライティング練習などを行う。 |

| 18:00 ～ 19:00 | 通勤（帰宅） | トピックを決めて、車の中でスピーキングの練習。 |
| 19:00 ～ 21:30 | 夕食＋仮眠 | ― |
| 21:30 ～ 1:00 | 夜勉 | 試験勉強。定期的に自分のスピーキングを録音し、自己反省をする。 |

# 3. 私の英語学習教材

**ここがポイント**

✅ どんな教材も、スピーキング・ライティングのアウトプットの練習教材として再利用する。
✅ 医療系のレクチャーを使えば、英語と医療知識の両方が学べる。
✅ 医薬品名は本やチャートを使って効率よく暗記し、発音はオンラインでチェックする。

TOEFL 試験の Speaking & Writing のテンプレートは様々な場面で活用できるので TOEFL のためだけではなく、ずっと使っていました。

テンプレート例
①自分の意見、主張、出来事の描写など、メインメッセージを述べる。
②その根拠や具体例を 2、3 個挙げる。
③結論、つまり①のパラフレーズで締めくくる。

お題は、勉強した教材や普段の出来事の中から作ります。例えば、
・今読んだ新聞記事の中で一番驚いたのは何か？
・今見た YouTube で友人にも見せたいものはどれか？
・このレクチャーの中で、覚えておこうと思った内容は何か？
・今日の出来事の中で一番印象に残ったのは何か？

無限に問題が作れます。これらを話すか書くか、どれくらいの長さにするのかは、バリエーションを変えながらアウトプットの練習としていました。同じトピックでスピーキングとライティングを行うことで、書けるけど発音しにくい単語、口語では使いにくいフレーズに気づくことができます。また、口語と文語の自分の癖やスタイル（自分が書きやすい・言いやすいスタイル）も見えてきます。

　スピーキングは自分の声を音声録音して確認しましょう。自分の英語を聞くのは苦痛ですが、客観的に評価することは大事です。また、同じトピックを繰り返し練習して録音すると、自分の成長も客観的に実感できます。なお私は、自分でルーブリックを作って採点もしていました（表4）。そうすると次の課題も見えてきます。

表4　サンプル　ルーブリック

| 項目 | スコア | | | | |
|---|---|---|---|---|---|
| | 1 | 2 | 3 | 4 | 5 |
| フィラーワード | 20回以上 | 15〜19 | 10〜14 | 5〜9 | 0〜4 |
| 発音 | 聞き取れない単語10以上 | 7〜9 | 4〜6 | 1〜3 | 全て聞き取れる |
| 文法 | 文法間違い10以上 | 7〜9 | 4〜6 | 1〜3 | 間違いなし |
| スピード | 長い間が多い | とても遅い | 遅い | 少し遅い | ちょうど良い |
| 構成 | 順番バラバラ | ややバラバラ | 部分的に足りない部分あり | やや足りない部分あり | テンプレート通りまとまっている |
| 今回気をつけたことの評価 | | | | | |
| 次回気をつける箇所 | | | | | |

　YouTubeで医療系のレクチャーを繰り返し見ました。医療系のレクチャーは、覚えなければならない内容でもあるので、集中力も保ちやすいです。また、動画上のスライドから単語が目に入ってき

ますので、理解しやすいです。

　しかし、医薬品名と医療英単語を覚えるのは苦労します。そのため、私は『Clinical Pharmacology Made Ridiculously Simple』(Med-Master)という本を使いました。実ははじめ、病態生理から治療方法まで書いてある分厚い別の本を購入しましたが、使いこなせず、結局、約150ページでまとめられているこちらの本を使いました。

　また、医薬品名と医療英単語は発音も練習が必要です。特に薬の名前は発音するのが難しく、患者さんに伝わらず苦労しました。そのような時、発音の確認として、薬の名前は（一般名も商品名も）インターネットで検索すれば音声が聞けますので、確認すると良いでしょう。

## オススメの学習教材

| 教材 | 解説 | QR |
|---|---|---|
| 『TOEFL iBT Prep Plus 2020-2021: 4 Practice Tests + Proven Strategies + Online + Audio』(Kaplan Test Prep) | TOEFLのテンプレートを活用してスピーキング・ライティングの練習。 | ― |
| 医療系レクチャーのYouTube | Paul Bolin の YouTube は発音が丁寧で、かつスライドに沿った内容なので、聞きとりやすい。 | 「Paul Bolin, M.D.」<br>「Hypertension-CRASH! Medical Review Series」 |

| | | |
|---|---|---|
| 『Clinical Pharmacology Made Ridiculously Simple, 5th Edition』（MedMaster） | 医療英単語や薬の名前、副作用などを暗記するのに役立つ。表でシンプルにまとめられている。 | ― |
| インターネットで医薬品名の発音検索 | 例えば"Empagliflozin pronunciation"と検索すれば、例文とともに医薬品名の発音が確認できる。 | ― |

## Column > アメリカで薬剤師になる道筋と薬剤師国家試験

　外国人である私たちがアメリカ薬剤師の国家試験受験資格を得るには主に以下の 2 つの道筋があります。

> ①母国で 5 年制[注1]以上の薬学部を卒業している場合は TOEFL[注2] と外国人用の薬学試験[注3]を受け、1,500 時間のインターンをする。
>
> ②アメリカの薬学部[注4]を卒業する。

注 1　2003 年以前の場合は 4 年制の薬学部卒業で良い。
注 2　TOEFL 合格点は、リーディング 22、リスニング 21、スピーキング 26、ライティング 24。
注 3　Foreign Pharmacy Graduate Equivalency Examination（FPGEE）は 200 問 4 時間半の試験。
注 4　通常薬学部は 4 年制。ただし、外国薬学部卒業者は最初の 1 年をスキップし、2 〜 4 年生の 3 年間で PharmD が取得できる大学が 2 校ある（カリフォルニア州の Western University of Health Sciences, フロリダ州の Nova Southeastern University）。

　高額な学費と時間を費やしアメリカの薬学に入り直す必要がないので、①の選択肢の方が良いようにも思えますが、現実問題は 1,500 時間のインターンをする時にビザを取得することが非常に困難です。さらに、たとえこの方法で薬剤師になったとしても、臨床的なトレーニングを受けていないので、アメリカで臨床薬剤師になることは厳しいです。そのため、日本で 6 年制の薬学部を卒業していてもアメリカの薬学部に入学し、PharmD（臨床薬学博士）を取得し国家試験を受け薬剤師になるという選択をする方をお勧めします。国家試験に合格するかどうかよりも、アメリカの薬学教育を受け臨床トレーニングを積むことに大きな価値があり、この過程を経て薬剤師になることで、できる範囲が格段に広がります。

　アメリカで薬剤師の資格を得るには、2 つの試験に合格する必要があります。一つは NAPLEX（The North American Pharmacist

Licensure Examination、北米薬剤師免許試験)、もう一つは薬事法試験(各州の試験、または複数州の試験)です。

　NAPLEX は 225 問の選択試験で、試験時間は 6 時間、10 分の休憩が 2 度あります。以前は 75 スコア以上で合格でしたが、2021 年よりテスト結果は合否のみになりました。近年の合格率は 8 割以上ですので、受かって当たり前の中での試験勉強になります。私が受けたカリフォルニア州薬事法試験は 2 時間で 90 問でしたが、合格率 6 割程度と NAPLEX と比べると難しく、試験中に「えっ、そんなの全く覚えていない」と思うような奇問もありました。

　アメリカの薬学生は 5 月に薬学部を卒業した後、約 2 か月間で詰め込んで勉強し、7・8 月に 2 つの試験を受験するパターンが一般的です。ほとんどの学生は卒業前に内定を得ており、その多くが 9 月までには免許取得などの条件が出されています。試験の日程は自分で選ぶことができます。TOEFL などの試験と同様に、空いている試験会場と時間を選び予約します。

　なお、NAPLEX 試験対策に多くの受験者が使用している参考書は『RxPrep®』です。1,000 ページ以上あり、数千の練習問題が入っています。ペースを決めて、どんどん消化しないと間に合いません。試験内容は症例ベースの問題が多く、薬理作用などの基礎知識のみを問う問題ではなく、実践的な出題がほとんどです。薬物投与量の計算問題は落ち着いて取り組めば、確実に点数をとれる問題です。また、Evidence-based medicine(EBM)に関する出題もあります。

　国家試験の勉強より、私はアメリカの薬学生時代の方が過酷でしたので、それを乗り越えての国家試験は、今までやってきたことの延長という感覚でした。国家試験の勉強はひたすら、おさらいをして詰め込む作業になります。アメリカで薬剤師になるための大きな関門は国家試験そのものではなく、その過程である大学での勉強でした。

(小崎 彩)

# Case 8 看護師の英語学習

ヤング 麻代
【アメリカ在住 看護師】

## 1. 私の英語学習歴

### ここがポイント

✅ 思い立った時が夢のプロジェクトのはじまり。やるの？ やらないの？ 後悔する？ しない？ を考える。

✅ 喋れなくてもコミュニケーションを怖がらず、楽しんでいく。

### 英語学習タイムライン

| 25歳 | カナダ行き半年前より、英会話レッスンを週1ペースで始める。 |
|---|---|
| 26歳 | 一年間、カナダへ。はじめての海外生活と語学留学。介護型施設や地域の病院のボランティアも行う。 |
| 29歳 | NCLEX-RN[注] 試験のために勉強を始める。 |
| 30歳 | NCLEX-RN 試験合格。 |
| 32歳 | 簡単な医療翻訳にも挑戦。 |

注　NCLEX-RN：National Council Licensure Examination-Registered Nurse.

　　夢見るカナダへ、海外生活を意識し始めたのは25歳からでした。そこから私の英語学習の旅が始まりました。まず日本で、英会話レッスンに取り組み、ネイティブ講師と挨拶程度の練習、自己紹介からのスタートとなりました。喋れない自分に愕然としたその時の気持ちを今でも覚えています。語彙力もなかったため、用意された教材はイラストばかりの英会話テキストブック、とても複雑な気持ちの中、練習を継続しました。

英会話レッスンの他には、洋楽を聞いたり、NHKのラジオ講座を聞いたり、海外ドラマや洋画を英語で聞いたり、料理本のレシピを英語で読んで実際に料理をしたりしていました。しかし、自分の英語がどこまで上達しているのかを図る物差しがなかったため、ただなんとなく英語に触れていたという状態で、自己満足していただけだったように思います。振り返ると、この時期は「テキストを読む」「英語を聞く」のみが英語学習の主体でした。

　海外に出る前の私は、リスニング力やスピーキング力がいかに重要かということを知る由もなく、「海外生活はなんとかなるだろう」と安易に考えていました。しかし、実際に海外生活が始まると試練の道になったのは言うまでもありません。

　まず、カナダに足を踏み入れ驚愕したのは、思うように何も会話ができない自分です。口から単語が出ず話せない、単語が分かっても文章にならない、発音が悪くて伝わらない、そして相手の言っていることが理解できない状態でした。コミュニケーションを取るって、こんなにも難しいものなんだと痛感しました。悔しさと悲しさがこみ上げ、気持ちはもやもやするばかり……。そこから猛勉強しようとしても、英語力が一瞬にして伸びることはなく、立ちはだかる高い壁を感じるたびに挫折感を味わう羽目になりました。

　今思えば、当時は若気の至りで"怖いもの知らず"のお陰か、多くのショックを経験するものの、焦っても仕方がないと、随分な度胸で構えていたことを覚えています。また、びっくりするくらいつたない英語力なのに、ナーシングホーム（介護型施設）と地域の私営病院のボランティアに参加し、約1年継続しました。そこで、どんなに言葉の壁があろうとも患者さんとコミュニケーションを取るのが自分にとって落ち着く居場所なんだと分かりました。また、介護を必要としている人や入院患者さんへ、困っていることがあれ

ば手を差し伸べられる喜びも感じられ、それ自体が、英語ができないというショックを和らげていたのかもしれません。

　帰国間際になって、その介護施設で栄養学のワークショップを定期的に開催している管理栄養師の方と知り合いました。そして「医療に興味があるなら、こちらで看護師の免許をとればいいんじゃない？」と言われ、そのような発想はなかった私は正直驚きました。しかし一方で「私にでもできるのかな」とその発言に触発され、漠然と私の中で「海外の看護分野に挑戦してみたい」という思いが芽生えてきました。そして、数年立っても思いは捨てられず、後悔だけはしたくないという気持ちが勝り、再度カナダ行きを決めました。

　決心を固めた後は、ゴール設定ができた上、好きな看護学、疾患や症例、海外医療の特色やシステムの学び、文化背景の違う面白さなどが英語で学べました。これらの学習を通して、確実に英語力の向上に繋がったと感じました。

　この経験を振り返ると、動機がどんな小さなことでも決断した時が鍵となり、自分は後悔しないために進んできました。とりかかりが早かろうが遅かろうが、やりたいことが見つかった時に未来を設定して、自分の気持ちに正直に飛び込んでいったことに間違いはなかったと思います。

## 2. 私の英語学習時間

### ここがポイント

☑ 脳が冴えている時間を有効利用。
☑ 隙間時間でも課題はこなせる。
☑ 行き詰まる時は、英語で娯楽的な要素を取り入れる。

　幸い2度目のカナダ滞在の間、29〜30歳の頃は学習時間が確

保でき、インプットに多くの時間を使いました。一番冴えている午前中は、英語テキストに向き合い、特に、看護医療系の問題集を集中的に解き、数をこなしました。

　また、頭が冴えている時は、ながら作業として、テレビで時事英語に触れようとニュースをよく見ていました。また移動時間は、ローカルニュースを聞いたり、テキストや学習本についているCDを聞いたりして、インプット作業をコンスタントに続けていきました。一方、夕飯や寝る直前の時間は、テキストを復習したり、簡単に読める本・雑誌などを読んだりしました。

　しかし、頭の冴えていない時も出てきます。私の場合、午後は頭の冴えない時間が多かったです。そのような時、私はアウトプットの時間として使いました。スピーキングの練習時間とし、瞬間的に英作文を作ったり、覚えた構文や言い回しなど復唱したりしました。

　人によって頭の冴えている時間帯は、ライフスタイルによって変わってきますし、特に医療者は、夜勤など変則的な勤務もあります。自分にとって、脳が働き集中できる時間帯を見極めることも大事だと考えます。

　なお、語学学習は長期戦になります。成長レベルの尺度がなかなか図れないために、学習自体に行き詰まることもあります。ストレスを感じた時、体力や精神的に疲れている時、気が進まない時など、無理に英語学習をすることはお勧めしません。私もそのような時、根を詰めて勉強していても、逆に集中力にかけ、成果に結びついている実感が沸かないこともありました。

　そのような時は、一旦、学習から離れて気分転換しましょう。私は自分の興味あるものがインテリアや料理などでしたので、そのテーマの英語の本やテレビに触れリフレッシュしていました。医療英語だけに固執せず、自分の趣味などを踏まえて「好きで没頭できるもの」をとり入れることが、勉強を長続きさせるコツだと思います。

## 平均的な1日のスケジュールと英語学習内容

| 時間 | スケジュール | 学習内容 |
|---|---|---|
| 6:30 ～ 7:30 | 朝支度・朝食 | テレビニュースリスニング。 |
| 8:00 ～ 9:00 | 移動 | リスニング |
| 午前 | ― | テキスト問題集を集中的に。 |
| 午後 | 隙間時間を利用 | リスニング |
| 18:00 ～ 19:30 | 夕飯・お風呂 | 簡単なリーディング・スピーキング。 |
| 22:00 ～ 23:00 | 寝る前 | 簡単なリーディング、ジャーナルを書く。 |

# 3. 私の英語学習教材

**ここがポイント**

- ✔ 発音教材と会話レッスンをバランス良く組み合わせる。
- ✔ 語彙力や表現力は、リスニング材料になる海外の医療ドラマを参考にする。

　リスニング教材を使用して練習する時は、「シャドウイング」がお勧めです。シャドウイングの方法は、手元にテキストがあれば、①テキストを見ずに聞く→②見ながら聞く→③見ながら話す→④見ずに話す、を繰り返します。大事なのは「口に英語表現を慣らすこと」「英語のイントネーションを真似て、リズムを意識すること」です。そして、できるならオーバーラップさせて話し、スピードについていくと、より効果的です。

　さらに、私は口の動き（舌・筋肉・歯）を知り、より正しい発音を身につけようと、一度「Covert Rehearsal」という手法を取り入れている講座を受けました。それは発音に特化した講座で幾度も発音をレコーディングしながら、「フォニックス」の学習法を用い、音節、イントネーション、リズムを絶えず意識して修正していくものでした。練習を重ねていくと、発音矯正の取り組みが自信に繋がること、また発音を正しく知ることにより、耳が鍛えられリスニン

グの力がつくことを実感できました。

　発音に関しては先述の「フォニックス」をとり入れている教材は
お勧めです。フォニックスは発音と文字の関係性を学ぶ音声学習法
で、教材に具体的な発音表が提示されており、口の筋肉や舌、歯を
どう使うかが分かります。これにより、英語らしい発音に近づきま
す。なお、私はフォニックスの補助教材として、『American
Accent Training』（Barrons Educational Services）などの発音教材
やアプリなどを活用しました。

　また、医療英語の語彙や表現は海外ドラマを参考にしました。分
からない語彙はノートにとり、表現はディクテーション（書きとり）
をしてネイティブが現場で使う表現を学びました。

　中でも気に入った海外ドラマは『House』『ER Emergency
Room』です。アメリカでは人気の医療ドラマがたくさんあるので
（表5）、自分に合った内容を選び、リスニング強化や医療英語の語
彙力アップの教材として使うと良いでしょう。演技とはいえ、現場
の雰囲気や文化背景が感じ取れ、お国特有の症例なども参考になり
ます。

　覚えた語彙やイディオムは自分のものにしていくために、ライ
ティングの練習でも大いに活用するのが良いでしょう。英語で日記
や文章を書き留める際、正確さは置いておき、箇条書きでもとりあ
えず「書く」ことに集中すると良いです。あとで自分の中で何がで
きていなかったのか認識する作業も、学習過程で大切なことです。

表5　評判の高い医療系の海外ドラマ

| |
|---|
| 『House』 |
| 『ER Emergency Room』 |
| 『Gray's Anatomy』 |
| 『Code Black』 |
| 『The Night Shift』 |
| 『Medical Center』 |
| 『Nurse Jackie』 |
| 『Private Practice』 |
| 『The Resident』 |
| 『The Good Doctor』 |

　そして、看護の教材についてですが、様々な教材があり、私は自分の勉強法に合った教材を見つけるのに遠回りをした気がします。その中でも、自分にとても役立った教材は『MOSBY'S Review Cards for the NCLEX-RN® Examination』（Mosby）『Illustrated Study Guide for the NCLEX-RN® Exam』（Mosby）でした。いつでもどこでも問題を解けるように、分厚い問題集は科ごとに切り分け、薄い冊子にして持ち歩いて活用し、国家試験の過去問のフラッシュカードなども、手軽に持ち運べたので、隙間時間に繰り返し利用しました。問題の9割が正解になるくらいを目標に使い続けていくことが大きな鍵になったと思います。

## オススメの学習教材

| 教材 | 解説 |
|---|---|
| 『American Accent Training』（Barron's, Ann Cook, July 2017） | 発音教材。ダウンロード可能なオーディオつき。発音の基礎ガイダンス。図表解説入り。英語を母国語としない 11 か国の英語特色解説つき。 |
| 医療ドラマ『HOUSE』 | 医療英語を叩き込むのに、役に立つ。アメリカの現場の状況が垣間見れる。 |
| 医療ドラマ『ER Emergency Room』 | 長く続いた医療ドラマ。様々なケースを通して、語彙力も表現も鍛えられる。 |
| 『Illustrated Study Guide for the NCLEX-RN® Exam』（Mosby） | 看護教材。図表が多く、カラー印刷なので解説が分かりやすい。各科ごとに問題を提示、頻度の多い薬の解説も表示されている。 |
| 『Thomson Dosage Calculations 9th Edition』（Cengage Learning） | 看護教材。図表解説が多い、薬の配分や薬液配分などの計算問題集。処方や薬液のラベル表示や成人・小児輸液管理の英字に慣れるのに最適な本。 |
| 『Exploring Medical Language - A Student-Directed Approach』（Mosby） | 医学用語教材。医学用語の初心者、または専門語彙を整理して身につけたい人向け。図解入りで、解剖・診断・症状・語彙の音節解説、接頭語、接尾語、略語なども網羅している。 |
| 『MOSBY'S Review Cards for the NCLEX-RN® Examination』（Mosby） | 看護教材。セクションごとに分かれたフラッシュカード。1,200 問以上の問題がレビューできる。 |

## Column 〉 看護師の国家試験

　アメリカで看護師になるために受ける試験が「NCLEX-RN」です。日本でいう国家試験にあたるものですが、年に1度だけ行われる日本のシステムとは違い、NCLEX-RNは1年中、最寄りのテストセンターで受験ができます。

　「The National Council of State Boards of Nursing（NCSBN）」に、申請方法の流れや試験の詳細などが記載されています。どこの州でライセンスを取得するか決めた上で、各州の「Nursing Board」にアクセスしてください。そこで諸々の書類や各証明書の提出手続きをし、ライセンスを申請します。その後全ての書類審査が通ると、NCLEX-RN試験を受けるための申請を行うことができます。ここでは、また別の「Pearson VUE」という試験の管轄より手続きをし、別途試験料金を納めたら、「ATT-Authorization to Test（ATT）」という受験の許可証が送られてきます（Pearson VUEはNCSBNのガイドにもタグづけされています）。

　ここまでの道のりとして、個々にかかる審査時間が違うと聞きますが、少なくとも数か月単位の長いスパンで計画しておいた方が良いかと思います。オンライン化が進んでいるので以前より効率よくなっているとは思いますが、申請者の人数の変動で受付が立て込むこともあり、また人員不足で手続きが滞る場合が多いので、予測がつきません。そして、不備があったり、履修単位（教養・基礎看護・専門履修の単位、臨床実習）が足りないとなると履修が必須になったり、追加書類を請求されたり、審査において障害が出ることもあると覚えておいてください。

　審査が通った後は、前述したATT許可証を手にし、テスト受験

の場所・日時を予約し、実際の試験を受ける運びとなります。

　NCLEX-RN は「Computer Adaptive Testing（CAT）」というシステムを使い、コンピューター上でテスト問題が全て管理されています。この CAT の特徴は、受験者の能力（正答率）によって、出題されるレベルが次々に変わる仕組みです。そのため受験者の正答率により、受験時間も（最長 6 時間）、出題数も（最小 75 問〜最大 265 問）と変わってきます。1 問目から正答率によって問題の難易度が変わっていきます。そして高い正答率だと最小問題数で試験が終了になり、逆に低い正答率だと類似問題またはレベルを下げた問題が出題され、問題数が増えていきます。

　最初の Nursing Board への申請ですが、50 以上の州から自分が看護師免許を取得したい州を決めて、そこへ出願手続きをすることになります。どこの州に住みたいか、どこで働きたいのかを吟味して、治安の面も考慮して決めていくのが良いでしょう。また、家族付帯で移住を考える時、特にお子さんがいる場合は、学校関連の下調べをした上で最終的に決定をされると良いと思います。資格は州ごとの発行なので、働く州が変わったら、その州へライセンスを切り替える作業が必要です。そのため、先々のことを考慮して決めていくと良いと思います。

　アメリカはご存じの通り広大で、隣の州に移動するだけで、規定や法律が変わるのが常です。また、気候・人種・物価についても東西南北で異なることも多いので、下調べや情報収集を念入りにしてから行くことをお勧めします。

（ヤング　麻代）

# Case 9 医学生の英語学習

小松 大我
【北海道大学医学部医学科】

## 1. 私の英語学習歴

### ここがポイント

☑ チャンスがあれば語学留学をしてみよう。
☑ USMLE は早く始めるに越したことはないが、CBT（共用試験）後でも問題はない。
☑ 同じ志を持った仲間と切磋琢磨する。

### 英語学習タイムライン

| 中学1年 | 英語学習を始める。中学時代は公立中学校での授業のみ。 |
| --- | --- |
| 高校 | 医学部進学のため、予備校に通い3年間みっちり受験英語を叩き込まれる。 |
| 大学1・2年 | 医学部進学後は教養英語や医学英語の授業以外、何もやらず部活に打ち込む。 |
| 大学3年夏休み | ニュージーランドに語学留学する。 |
| 大学4～6年 | オンライン英会話や USMLE の勉強をする。 |

　私は中学3年の夏まで、将来の夢はプロ野球選手と言っていたほど、小学校・中学校とずっと野球少年でした。野球のやりすぎで中学受験をせず、地元の公立中学に進んだため、はじめて英語を学んだのは中学1年の時でした。その後、高校進学を機に医学部進学を目指したため、高校時代は予備校で受験英語をひたすら勉強していました。容易に想像できるかと思いますが、当時はひたすら英文法を習っていたため、他国の英語学習者と比べて筆記試験は得意

になったと思いますが、実用英語は一切学べていませんでした。晴れて医学部に入学しましたが、再び野球に打ち込み、教養英語や医学英語の授業の記憶はほとんどありません。

　ここまでは平均的な（もしくは平均以下かもしれませんが）医学生の英語学習しかしていなく、正直なところ、英語であったり海外に特別興味があったりしたわけではありませんでした。そんな中、大学3年生の夏休みに、漠然と何かを変えたいと思い、ニュージーランドへ語学留学をしました。

　現地での経験は、私の人生を一変させました。自分と同じアジア系の移民や留学生が流暢に英語を話して異国の地で活躍しており、とても輝いて見えました。この経験を機に、それまでは「海外なんて……」と思っていた考えが180度変わり、「海外で活躍したい」と強く思いました。また、語学学校で様々な国の留学生と交流したことで、後述する日本の、特に大学受験勉強における英語学習の利点と欠点が見えてきました。特に、スピーキング力とリスニング力が足りていないことに気づくことができました。

　昨今、新型コロナウイルス感染症の影響で留学できる機会が激減していると思いますが、チャンスがあれば、低学年のうちに一度語学留学などで海外生活をしておくと、とても良い経験になるのでお勧めです。

　大学4年からは、ニュージーランドでの学びを生かして、受験で培った英語力（文法力）をとにかくアウトプットすることだけを考えてオンライン英会話に打ち込み、少しずつ英語でのコミュニケーションが得意になってきました。

　また、私は日本ではあまり馴染みのない腫瘍内科医志望であり、

腫瘍内科領域における臨床や教育、研究が盛んなアメリカで医師としてのキャリアを歩みたいと考えたことがきっかけで、USMLE の勉強も始めました。近年、低学年から USMLE の勉強を始めている後輩を多く見かけますが、私が始めたのは CBT（共用試験）後の4年の冬頃でした。早く始められるのであればそれに越したことはないでしょうが、CBT でまずは日本語である程度の医学知識を身につけた上で医療英語を学ぶと、あまりストレスを感じずに USMLE の勉強を進めることができると思います。

　ここまで、私の英語・医学英語の学習歴を述べましたが、周りにいる大多数が日本でのキャリアを考えている中で、異国でのキャリアを志すことはいくつかの障壁を生むかもしれません。時には、周りからネガティブなことを言われることもあるかと思います。一方、昨今のオンライン化のおかげで、同じ志を持った仲間に出会ったり、既に自分が理想とするキャリアを歩まれている先生方と交流したりすることも可能になってきています。そういった機会を生かすことができれば、長期的な学習の継続ができるのではないでしょうか。

## 2. 私の英語学習時間

**ここがポイント**

- ✅ 英会話でリラックスする。
- ✅ 1 日の中心を USMLE・医学英語学習とする。
- ✅ 常に利用可能な勉強スペース（アジト）を見つける。

　ここでは、病院実習前の低学年向けと実習中の高学年向けの勉強スケジュールについて書いていきます。医学生として日々勉強しなければならないことはたくさんあり、少しの自由時間はゆっくり休みたいところだと思います。私も CBT 前などはストレスが溜まるので、趣味の時間をとり、リラックスしたいと考えていました。その中で、どうやって英語学習をしていくのか疑問に思う方も多いか

と思います。私の答えは、英語は"勉強する"のではなく"楽しむ"ことです。既に英文法などの基礎が身についているのなら、あとはアウトプットするだけです。例えばオンライン英会話では慣れていくと、日本語で友人と話しているかのように、英語で外国人の先生と話すことができます。そうなれば、友人と話してリラックスするように、オンライン英会話を行い、英語を勉強しながらリフレッシュできます。私は昼休みや1日の疲れが溜まった夜でもオンライン英会話を受講しました。

　低学年の間は日々の試験勉強やCBT対策で、あまり医療英語の勉強時間を作るのは難しいかと思います。そこで私は、日本語で医学の勉強をしている時でも病名だけは英語で学ぶように工夫していました。これは意外にも効率的な勉強法でした。高学年になりUSMLEの勉強を開始するとスムーズに進めることができました。

　ある程度、英語も話せるようになった頃、病院実習が始まり、同時にUSMLEの勉強を始めました。USMLEの勉強はとても厄介で、日本の医師国家試験とは違い、ただ合格すれば良いというものではありません。レジデンシーから渡米するにはできるだけ高い点数が必要で、とても大変です。

　私はできるだけ多くの時間をUSMLEに割きたいと考え、USMLEを1日の中心にしました。そこで大事になってくるのは"アジト（勉強スペース）"の確保です。私は、4・5年時は図書館、6年時は国家試験用の自習室をアジトとしました。まずは、早朝にそこへ行き、荷物を置いて陣取り、USMLEの勉強を開始します。その後、実習の集合時間までみっちり勉強し、病棟に行く際には、いつでも戻って来られるように荷物はそのままにして実習に向かいました。実習中も空き時間はあると思います。そんな時はすぐにアジトに戻り、USMLEの勉強を行うことで隙間時間を有効に使いました。実習後もすぐにアジトへ行き、だいたい深夜までUSMLEの勉

強を続けています。

　ここでポイントになるのは24時間開放されている勉強スペースを見つけることです。私は「1日80問を解く」というノルマを決めていたため、それが終わらない場合は明け方まで勉強したこともありました。幸いにもそういった環境が私の大学にはありましたので、思う存分USMLEの勉強ができています。また、寝る前には先述したような方法でストレス解消の目的もあり、オンライン英会話を受講し1日を終える、といったスケジュールで動いています。

## 平均的な1日のスケジュールと英語学習内容
### ①病院実習開始前

| 時間 | スケジュール | 学習内容 |
|---|---|---|
| 9:00 ～ 12:00 | 大学の授業(オンライン) | ― |
| 12:30 ～ 13:00 | お昼休み（昼食後） | オンライン英会話 |
| 13:30 ～ 16:30 | 大学の授業(オンライン) | ― |
| 17:00 ～ 19:00 | 試験勉強 | 病名などは英語で学ぶ。 |
| 20:00 ～ 22:00 | 試験勉強 | 病名などは英語で学ぶ。 |
| 23:00 ～ 24:00 | 寝る前 | オンライン英会話 |

### ②病院実習開始後

| 時間 | スケジュール | 学習内容 |
|---|---|---|
| 8:00 ～ 9:00 | 実習前 | USMLEの勉強 |
| 9:00 ～ 17:00 | 病院実習 | 空き時間にUSMLEの勉強 |
| 17:30 ～ 19:00 | 夕食前 | USMLEの勉強 |
| 20:00 ～ 23:00 | 夕食後 | USMLEの勉強 |
| 23:00 ～ 24:00 | 寝る前 | オンライン英会話 |

# 3. 私の英語学習教材

ここがポイント

✔ オンライン英会話を使ったアウトプット学習。
✔ 意外に使える Google 検索。

　先にも述べましたが、ニュージーランドでの経験が私の英語学習の大きな道標となりました。やはり日本人は文法やリーディングがとても得意です。私も文法やリーディングでは、最上位クラスでも常に上位でした。一方で、スピーキングやリスニングなどの実用英語になると他国出身の留学生には全くかないませんでした。正直、何を話しているのかすら分からない時もあり、とても悔しかったのを覚えています。しかし、英語を何も知らないかというと全くそんなことはありません。大学受験で学んだ文法力やリーディング力は世界トップレベルだと思います。その基礎力を最大限に生かし、足りていない英会話力を身につけるため、オンライン英会話を通したアウトプット中心の学習を行うことにしました。

　私はコストパフォーマンスの観点から「Cambly」と「Native Camp」を使いました。前者は基本的にネイティブ講師による授業で構成されています。後者は主にフィリピンなどの非英語圏出身の講師による授業で、定額で授業を受け放題な点も魅力的です。どちらのプラットフォームにしても私は「free talk」を選んでいました。というのも、大学受験を通して文法などの基本事項は既に身につけていたため、あとはアウトプットしつつ、英語を"楽しむ"だけと思ったからです。慣れてくると日本語で友人と話しているように英会話を行うことができ、英語を学びつつもリラックスできます。一石二鳥ですね。

　先に述べたことは、既に英文法などの基本事項を習得している人向けです。もし、まずは基本事項を学び直したいという方には『カ

ラー改訂版 世界一わかりやすい英文法の授業』がお勧めです。私たち、理系の学習者にもわかりやすいように英文法を"理解する"ことに重きが置かれている本です。この本から始めて、オンライン英会話に進むのもとても効率的な学習だと思います。

　また、医療英語を学びたい人も多くいるかと思います。特にUSMLEを勉強し始めた人は、その難解な医学英単語に苦労すると思います。しかし、医学英語は問題を多く解いているうちに慣れるものなので、あまり心配する必要はありません。問題集も1、2周すれば、英単語を知らないから解けないということはほとんどありません（つまり、USMLEの難しさは医学そのものの難しさになります）。そのため、知らない医療英単語が出てきたとしても、あまり気にしすぎず、Google検索で「〜（英単語）意味」と調べて把握するだけで十分だと思います。意外にも、このGoogle検索だけでUSMLEにおける医療英単語は事足ります。

　最後に医学生向けのPodcastである「Devine Intervention」を紹介します。こちらはUSMLEの様々なテーマに関して、数十分程度、音声での解説が多数収録されており、自分が苦手な範囲の知識を習得しながら、同時に医療英語のリスニング力も身につけることができます。通学の時間など、有効に時間を活用できお勧めです。

## オススメの学習教材

| 教材 | 解説 | QR |
|---|---|---|
| Cambly | オンライン英会話。主に英語のネイティブ講師の授業を受けることができる。ネイティブとの早いテンポに慣れるのに適している。 | |
| Native Camp | オンライン英会話。主にフィリピンなどの非ネイティブ講師の授業を受けることができる。定額で授業を受け放題なのが良い。 | |
| 『カラー改訂版 世界一わかりやすい英文法の授業』(KADOKAWA) | 基本的な英文法を学ぶことができる。覚えるより"理解する"ことに重きが置かれている。 | ― |
| Google 検索 | USMLE 勉強時の知らない医学英単語を調べるのに便利。 | ― |
| Podcast「Devine Intervention」 | USMLE に関する Podcast。様々なテーマに関して解説されており、知識とリスニング力アップが同時に行える。 | ― |

USMLE と は「United States Medical Licensing Examination」の略で、日本語に直すと「アメリカ医師資格試験」のことです。その名の通り、アメリカで臨床医として働くためには、この試験に合格していることが条件です。USMLE は Step1、Step2 CK（Clinical Knowledge）、Step3 に分かれます。以前は Step2 CS（Clinical Skills）という試験がありましたが、新型コロナウイルス感染症の影響で OET（Occupational English Test）という試験に置き換わっています。Step1 では主に基礎医学の知識が問われ、Step2 CK では主に臨床医学について問われます。2022 年現在、この Step1 と Step2 CK に加えて、OET を Pass することで、「ECFMG（Educational Commission for Foreign Medical Graduates）certificate」というアメリカで臨床医として働くための資格を得ることができます。

Step1、Step2 CK に関して補足すると、前者は日本の CBT（共用試験）にあたり、後者は日本の医師国家試験にあたるとよく言われます。特徴としてはどちらのテストも、実際の患者さんを想定したケースをもとに設問が作られているため、日本の試験に比べると分量が多いです。また、「sickle cell disease（鎌状赤血球症）」や「cystic fibrosis（嚢胞性線維症）」などを筆頭に、日本ではほとんど見かけない疾患が USMLE では高頻度で問われたりもします。

いつから勉強を始めるかは人それぞれです。医学部低学年から USMLE 受験のバイブルである『First Aid for the USMLE』（McGraw-hill）を買う学生もいれば、専門医をとってから勉強を開始する先生もいたりと千差万別です。Step1、Step2 CK はともに半年〜1 年程度の勉強期間が必要になります。いつ勉強を開始するかは関係なく、一番の障壁は勉強時間の確保です。将来アメリ

カで臨床医として働くことを検討されている方は、計画的な USMLE 対策が必要になってきます。また、Step1 の内容が基礎医学ということもあり、Step1 だけは基礎医学の知識が鮮明な学生の間にとっておくと良いかもしれません。既に Step1 ではスコアの発表が廃止され、「Pass/Fail」の結果しか出ませんので、医学部 4・5 年での受験もしやすくなっています。

　Step1 と Step2 CK は日本国内で受けることができ、試験会場は東京の御茶ノ水、または大阪の中津になります。一方、Step3 はアメリカ国内でないと受験できません（ただし、ビザへのこだわりがなければ Step3 はアメリカのレジデンシーになった後の受験でも問題はありません）。

　参考書や問題集はいくつかありますが、中心となるのは『First Aid for the USMLE』という参考書と『UWorld』という問題集になります。高得点を狙う場合は『AMBOSS』という難しめの問題集を使うことが多いです。

【参考文献】
・USMLE
　https://www.usmle.org/
※なお、USMLE の勉強法に関しては、『めどはぶ』の YouTube チャンネルにて詳しく解説している。
・ECFMG
　https://www.ecfmg.org/certification/
・プロメトリック
　http://pf.prometric-jp.com/testlist/usmle/jp/

（小松　大我）

# めどはぶの紹介

　『めどはぶ（Medical English Hub）』は山田悠史先生が立ち上げた、海外で活躍する医師や薬剤師、看護師、そしてネイティブ講師、英語学習のプロフェッショナル（語学学習アドバイザー）で構成される有志の団体です。「国内外で活躍する医療者を育成」することを目的としています。また「医療英語学習プログラム」を提供し、英語力の上達や海外で働くことを目標とする医療者たちのためのコミュニティ（オンラインサロン）を運営しています。

## めどはぶの医療英語学習プログラム

　めどはぶが提供するプログラムは、医療者が必要とする専門的な分野を含む、3か月の医療英語学習プログラムです。授業はZOOMを使用したオンライン講義となります。プログラムでは模擬診療や学会発表を想定したプレゼンの実習、医療論文の読み込み方などを盛り込み、海外で活躍する現役の医師や薬剤師が登壇して、直接指導を行います。英語全般のスキルはネイティブの語学講師が指導を担当しますので、医療の専門分野をカバーしつつ英語の総合力を向上させることができます。

　プログラムの開始時には、ネイティブがオンラインにて個別レベルチェックを実施して各個人の課題を確認。その結果をもとにTOEIC 900点以上の語学学習アドバイザーが一人一人に自主学習のアドバイス。このプログラムでは、主体的・自律的に学ぶアクティブラーニングを実践するチーム学習を取り入れ、モチベーションを支え合い、学習の習慣化を図るように設計されています。3か月のプログラムで、医療分野における専門用語やシチュエーション別の医療英語の習得を目指しますが、英語という言語そのものの総合スキルに関しては、プログラムを通して学習を習慣化し、その後の継

続的な自主学習で習得していきます。

　３か月のコースを修了した後も、多くの受講生がオンラインサロンを通して学習や交流を続け、モチベーションを刺激し合いながら医療英語学習を続けています。

◀ めとはぶのホームページはこちら

# プロフィール

## 編著者

**山田 悠史**（やまだ ゆうじ）

マウントサイナイ医科大学 老年医学科 アシスタント・プロフェッサー／
Medical English Hub（めどはぶ）代表

2008 年 慶應義塾大学医学部卒業。東京医科歯科大学医学部附属病院初期研
修などを経て、2015 年からマウントサイナイ大学ベスイスラエル病院内科レ
ジデント、2020 年からマウントサイナイ大学老年医学科フェロー、2022 年
から現職。
日本総合内科専門医、米国内科専門医、米国老年医学専門
医などの資格を有する。
日本国内では、NewsPicks やフジテレビ系列ライブニュー
スαの公式コメンテーター、ポッドキャスト「医者のいら
ないラジオ」のパーソナリティを務める。
近著に『最高の老後「死ぬまで元気」を実現する 5 つの M』
（講談社）『健康の大疑問』（マガジンハウス新書）。

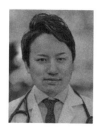

## 著者（五十音順）

**小崎 彩**（おざき あや）

カリフォルニア大学 アーバイン校 薬学部 アシスタント・プロフェッサー

東邦大学薬学部卒業。大学卒業と同時に海外へ。FRI/UCLA で治験コーディネー
ターとして勤務した後、ウエスタン健康科学大学薬学部入
学、米国薬剤師免許取得。同大学で循環アウトカム研究フェ
ロー。心不全外来チーム医療に携わる。2021 年から現職。
日本薬剤師、米国薬剤師。
現在は、Pharmacoepidemiology や、医療格差につい
ての研究に取り組みながら、Evidence-based medicine
（EBM）の教育に力と熱を入れている。

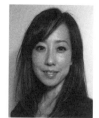

## 海渡 寛記（かいと ひろき）

ジェイ・マックス㈱ワンナップ英会話 代表／Medical English Hub（めどはぶ）
医療英語学習プログラム プログラムディレクター

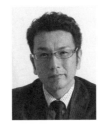

中央大学経済学部卒業。新卒で大手電機メーカーに入社。アジアおける生産管理や、グローバル商品の企画を担当。2002年ビジネスパーソン向け英会話スクール、ワンナップ英会話を立ち上げ、現在は、新宿・品川・銀座・恵比寿・横浜に5校を運営。企業におけるグローバル人材育成研修に多数登壇。2015年より日本文化の総合学院 HiSUi TOKYO の運営を開始。外国人向け茶道・抜刀・書道の学びの場を提供。TOEIC985点。著書に『新社会人の英語』『場面別・職種別 ビジネス英語フレーズ 3200』（ともにクロスメディア・ランゲージ）がある。

## 河野 裕志（かわの ゆうじ）

メドスターメディカルセンター 低侵襲心臓外科ディレクター／ジョージタウン大学 アシスタント・プロフェッサー

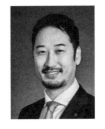

2010年 大阪大学医学部卒業。医局に所属しないフリーランス心臓外科医として各地で研鑽を積み、2018年に渡米。ハーバード医学部、エモリー大学医学部で勤務したのち、2021年から現職。
日本外科学会専門医、日本心臓血管外科専門医、米国医師免許などの資格を有する。
趣味は料理、旅行、バスケ。

## 小松 大我（こまつ たいが）

聖路加国際病院

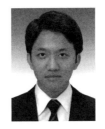

2017年 北海道大学医学部医学科入学。2023年3月卒業。USMLE STEP1、USMLE STEP2CK などの資格を有する。日本国内では、めどはぶ学生運営委員、北海道 USMLE 部初代代表を務める。元米国内科学会日本支部学生委員。趣味は海外旅行と温泉めぐり。

**近澤 研郎**（ちかざわ けんろう）
自治医科大学附属さいたま医療センター 産婦人科 講師

2007 年 東京医科歯科大学医学部卒業。東京医科歯科大学医学部附属病院初期研修を経て、2009 年から自治医科大学産婦人科学講座入局、2012 年から自治医科大学附属さいたま医療センター産婦人科出向、2018 年から現職。2019 年 東京医科歯科大学臨床解剖学分野非常勤講師。
産婦人科学会専門医・指導医、婦人科腫瘍専門医、産科婦人科内視鏡学会技術認定医・評議員、内視鏡外科学会技術認定医、臨床疫学会認定臨床疫学専門家などの資格を有する。

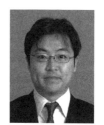

日本国内では、婦人科腫瘍学会の手術手技研修委員、産科婦人科内視鏡学会のガイドライン編集委員を務める。趣味は剣道。
2022 年 Journal of Obstetrics and Gynaecology Research Best Reviewer Award.

**豊田 圭一**（とよだ けいいち）
㈱スパイスアップ・ジャパン 代表取締役

1992 年上智大学経済学部卒業。大学卒業後、清水建設㈱に入社。海外事業部で約 3 年間勤務した後に海外留学コンサルティング事業で最初の起業。以来、25 年以上、グローバル教育事業に従事している。現在、国内外でグローバル・マインドセットを鍛える研修を実施すると同時に、4 か国（シンガポール、タイ、カンボジア、スリランカ）にグループ会社があり、様々な事業を運営している。
著書は『とにかくすぐやる人の考え方・仕事のやり方』『人生を変える単純なスキル』など全 19 冊。

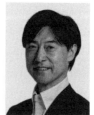

神田外語大学グローバル・リベラルアーツ学部の客員教授、早稲田大学トランスナショナル HRM 研究所の招聘研究員、NPO 留学協会の副理事長、レインボータウン FM のラジオパーソナリティなども務める。

**仁科 有加**（にしな ゆか）
厚生労働大臣指定法人・一般社団法人いのち支える自殺対策推進センター国際
連携室長

2009 年 順天堂大学医学部部卒業。順天堂大学医学部付
属静病院初期研修を経て、2018 年フランスにて公衆衛生
修士号取得。2019 年から経済協力開発機構（OECD）に
て医療政策分析官として勤務。英国医師免許を取得し、
2021 年からは公衆衛生分野で勤務している。
総合内科専門医、英国医師免許などの資格を有する。
趣味は Swing dance, Cat psychology. 生け花、美術史。

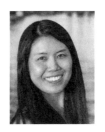

**原田 洸**（はらだ こう）
マウントサイナイ・ベスイスラエル病院 内科 レジデント

2016 年岡山大学医学部卒業。同大学病院にて初期臨床研修終了後、同大学病
院、岡山市立市民病院にて内科専攻医として勤務。2020 年に医学博士号を取
得。岡山大学病院 国際診療支援センター 助教を経て、2021 年に渡米しニュー
ヨークで内科レジデントとして勤務。臨床業務の傍ら、
医療従事者の英語学習をサポートする有志団体「めどは
ぶ」講師、東南アジアでの医療教育支援を行う NPO 法人
APSARA 理事、経済メディア Newspicks のプロピッカー
などを務める。
SNS で、臨床現場で役立つアプリや学会発表・論文執筆
で役立つツールを紹介。Twitter: @Ko_Harada。

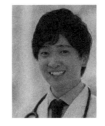

**松浦 有佑**（まつうら ゆうすけ）
マウントサイナイ医科大学病院 小児科 レジデント

2018 年岐阜大学医学部卒業。県内初期研修を経て、
2020 年に横須賀米海軍病院フェローとして勤務。2021
年から現職。
2021 年よりジョンズホプキンス大学院で公衆衛生学修士
過程。NHK world、米国内インターネットラジオならび
Podcast（さくら Radio）など出演歴あり。趣味：最近空
手を始めた。

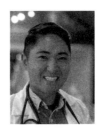

## ヤング 麻代（やんぐ あさよ）
カリフォルニア在住 看護師

浦和市立高等学院看護学科／人間総合科学大学人間科学部卒業。国公立病院等勤務後、渡加。クワントレン大学およびオムニカレッジを経て RN 取得。シニアケアホームやセントポール病院にてインターンシップやボランティア活動後、USAF メディカルグループ ケースマネジャー＆医療翻訳業に携わる。現在看護師フリーランスとして活動。

サンフランシスコベイエリアの地域支援に関わり、We collaborative - 女性とafab*の一生・地域の健康に寄り添う活動に参画。*afabは assigned female at birth の略。出生時に割り当てられた性別が女性の人という意味。日本国内：NPO 法人ちぇぶら 更年期＆生きがいライフデザイン講師兼任、一般社団法人意識の旅研究所、ヒプノシスアドバイザー養成講師、ヒプノバースやココロとからだのヒプノケア普及を目指している。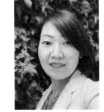

趣味はハイキング、旅行、瞑想、サルサ。

全く英語が話せなかった私のとっておき
医療英語勉強法

2023 年 4 月 25 日　第 1 版第 1 刷 ©
2023 年 9 月 30 日　第 1 版第 2 刷

編　著　者………山田悠史　YAMADA, Yuji
発　行　者………宇山閑文
発　行　所………株式会社 金芳堂
　　　　　　　　〒606-8425 京都市左京区鹿ヶ谷西寺ノ前町 34 番地
　　　　　　　　振替　01030-1-15605
　　　　　　　　電話　075-751-1111(代)
　　　　　　　　https://www.kinpodo-pub.co.jp/
組　　　版………株式会社データボックス
デ ザ イ ン………株式会社 TOMBO
イ ラ ス ト………梅山よし
印刷・製本………モリモト印刷株式会社

落丁・乱丁本は直接小社へお送りください. お取替え致します.

Printed in Japan
ISBN978-4-7653-1954-6